胃与肠

消化道影像的形成过程

（日）《胃与肠》编委会　编著
《胃与肠》翻译委员会　译

辽宁科学技术出版社
·沈阳·

Authorized translation from the Japanese Journal, entitled
胃と腸　第 53 巻 第 2 号　ISSN: 0536-2180
IBD の内視鏡的黏膜治療－評価法と臨床的意義
編集：「胃と腸」編集委員会
協力：早期胃癌研究会
Published by Igaku-Shoin LTD., Tokyo Copyright© 2018

Simplified Chinese Characters published by Liaoning Science and Technology Publishing House, Copyright© 2019

©2020 辽宁科学技术出版社
著作权合同登记号：第 06-2017-155 号。

图书在版编目（CIP）数据

胃与肠：消化道影像的形成过程 /（日）《胃与肠》编委会编著；《胃与肠》翻译委员会译 . —沈阳：辽宁科学技术出版社 , 2020.3

ISBN 978-7-5591-1476-1

Ⅰ.①胃… Ⅱ.①胃… ②胃… Ⅲ.①胃肠病 – 影像诊断

Ⅳ.① R573.04

中国版本图书馆 CIP 数据核字 (2020) 第 001630 号

出版发行：辽宁科学技术出版社
　　　　　（地址：沈阳市和平区十一纬路25号　邮编：110003）
印 刷 者：辽宁新华印务有限公司
经 销 者：各地新华书店
幅面尺寸：182 mm×257 mm
印　　张：7.75
字　　数：200 千字
出版时间：2020 年 3 月第 1 版
印刷时间：2020 年 3 月第 1 次印刷
责任编辑：唐丽萍　丁　一
封面设计：袁　舒
版式设计：袁　舒
责任校对：夏庆民

书　　号：ISBN 978-7-5591-1476-1
定— 价：80.00 元

编辑电话：024-23284363　13386835051
E-mail：1601145900@qq.com
邮购热线：024-23284502
http://www.lnkj.com.cn

目 录

导言	了解消化道影像的形成过程	八尾 建史	5
专题	消化道隆起性病变宏观成像的形成过程	八尾 隆史	7
	消化道凹陷性病变宏观成像的形成过程	海崎 泰治	16
	上部消化道X线造影图像的形成过程	长浜 隆司等	25
	下部消化道X线造影图像的形成过程	齐藤 裕辅等	40
	常规内镜图像的形成过程——食道	平泽 大等	57
	常规内镜图像的形成过程 ——早期胃癌伸展不良所见的形成过程	长浜 孝等	65
	常规内镜图像的形成过程——小肠、大肠	清水 诚治等	73
	放大内镜图像的形成过程 ——从血管表现看浅表食道病变的形成过程	有马 美和子等	83
	放大内镜图像的形成过程 ——胃的图像增强并用放大内镜	八尾 建史	92
	放大内镜图像的形成过程 ——大肠的图像增强放大内镜和色素放大内镜	工藤 丰树等	99
	消化道病变超声内镜图像的形成过程	赤星 和也等	108
	编后语	清水 诚治	122

导 言 消化道影像的形成过程

了解消化道影像的形成过程

八尾 建史[1]

| **关键词** | X线　内镜　超声内镜　形成过程 |

[1] 福冈大学筑紫医院内镜部
〒818-8502 筑紫野市俗明院1 丁目1-1　E-mail : yao@fukuoka-u.ac.jp

我们从小时候开始, 仰望常见的风景时, 随处可见蓝天白云。大家想过云为什么白, 天为什么蓝吗? 之前我一直没有深思过这个问题。

在以运用X线·内镜·超声等仪器的诊断学为职业时, 才有了机会思考这些图像是如何形成的。

关于X线, 尤其是拜读了市川平三郎先生[1]的著作《胃X线诊断的思考方法和开展方法》才恍然大悟。第一眼看起来复杂的双重造影图像, 仅通过钡的弹性图、蓄积图、切线图就能够理解其形成过程。隆起性病变、凹陷性病变、各种形状的病变也都可以用这3种图解释, 能够进行更客观的读片。

在内镜图像上, 最初的疑问是"常常呈红色调的分化型早期胃癌为什么是红的? ""以褪色为特征的未分化型为什么会褪色? "。对于这些, 翻开文献,

会发现在早期胃癌内镜诊断创立初期的1972年《胃与肠》杂志刊登的八尾恒良先生等[2]的主题论文《胃癌浸润范围的内镜诊断》中已有"色调是被癌病灶中的毛细血管状态所决定"的内容, 所以对在从胃内照相机向纤维内镜过渡的时期就有了这种研究结果感到非常吃惊。和哥伦布的鸡蛋一样, 早期胃癌的色调是由血管的密度和分布决定的事实, 现在认为是理所当然的。但意想不到的是, 在定量研究早期胃癌色调的过程中, 鸡蛋已经立了起来, 就是说不是"温故知新"而是"温新知故"。

早期胃癌的色调是根据黏膜表层的微血管(血红蛋白)的密度和分布而决定的事实, 已通过数项研究得到了证实[3-5]。但是, 对于在一般呈褪色的扁平隆起性病变腺瘤, 如能定量病理组织标本的血

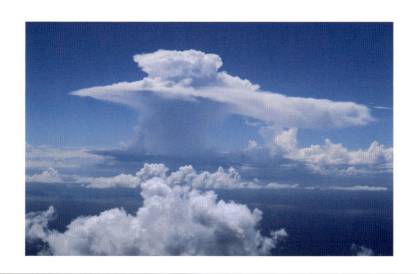

管密度,则腺瘤的血管密度与周围黏膜的密度相同,但这一结果作为未解问题遗留下来了[6]。

在这种研究过程中,用胃放大内镜观察早期胃癌时,可以发现在清晰的分界线(demarcation line)的内侧存在增生不规则的微血管(irregular microvascular pattern)[7]。之后,放大内镜并用窄带光成像技术时,可以形象化展示血管以外的各种结构物体,在对这些进行追根溯源的过程中,了解到了生物光学这一研究领域。生物光学是研究光线投射到生物体时发生的现象(反射·吸收·散射·传播)的学术领域。彻底对应·对比并用了窄带光技术的放大内镜观察到的内镜图像和组织学所见,并参考图书文献[8],明白了正常胃黏膜的微血管构建图是由毛细血管和集合细静脉构成的,表面超微结构是由腺窝边缘上皮、腺开口部、窝间部构成,遂总结这些形成过程编辑出版了图书[9]。

但是,1层结构的柱状上皮正下方的微血管在理论上应该是肯定可以可视化展示的,但发现实际上存在无法可视化的情况。从经验上来看,多出现在胃肠上皮性肿瘤(腺瘤·癌),但由于其原形是个谜,将其命名为白色不透明物质(white opaque substance)[10]。其后,花费数年的时间追查了白色不透明物质是微小脂肪滴这个假设,最终明确其原形是聚积在上皮内细胞质的微小脂肪滴[11]。当发现了早期胃癌的特征表现不规则微血管(irregular microvascular pattern)的时候,心中不禁涌现出喜乐之情,"科学女神,神秘面纱,再次揭开,窥见真理!"。

另外,前述的腺瘤的血管密度即使与周围一样,但由于腺瘤存在各种白色不透明物质,肿瘤上皮的透过性下降,因此能够明白为什么画面会出现褪色,也可以解决后续的问题。

那么,回到正题,就拿日常生活中用到的油来说,一般呈浅黄色,基本是透明的。在什么机制下,上皮内聚积的微小脂肪滴使入射光发生反射及散射?在一次我主持的研究会中,邀请窄带光观察的发明人后野和弘博士(奥林巴斯株式会社)进行过演讲,演讲中针对"云为什么看起来是白色的?"的问题,他做出了如下解释。入射的光线由于脂肪滴的高折射率而被反射,传播到脂肪滴的光,散射粒子略大于光的波长时,会发生Mie散射现象。所以,发生前向散射的光线因聚积起来的脂肪滴而发生多重散射,返回到观察者的眼睛方向时,人的知觉将其认知为白色(参考本期中笔者的论文92-98页)。

此次,想要通过本期来再次明确我们日常使用的通过X线·内镜·超声获得的图像,是根据怎样的物理化学现象及解剖学结构(病理学上的肉眼及组织所见)构成的。因为,了解了其形成过程,虽不能对诊断进行修改,但能够理解"为什么没有得出正确的诊断",还有能够推导出"要想得到正确诊断应该如何做"。

参考文献

[1] 市川平三郎, 吉田裕司. 胃X线诊断的思考方法和开展方法, 第1版. 医学书院, 1986

[2] 八尾恒良, 藤原侃, 渡边英伸等. 胃癌浸润范围的内镜诊断. 胃与肠 7:725-738, 1972

[3] 古川敬一, 岩下明德, 八尾建史等. 凹陷型早期胃癌影像分析的血管密度和色调. Gastroenterol Endosc 39:1358-1369, 1997

[4] 八尾建史, 岩下明德, 八尾恒良等. 早期胃癌黏膜内病灶的血红蛋白量和分布形状解析. Gastroenterol Endosc 39:2253-2263, 1997

[5] Yao K, Yao T, Matsui T, et al. Hemoglobin content in intramucosal gastric carcinoma as a marker of histologic differentiation : a clinical application of quantitative electronic endoscopy. Gastrointest Endosc 52:241-245, 2000

[6] 竹村聪, 岩下明德, 八尾建史等. 胃隆起型上皮性肿瘤的血管密度和内镜下色调. Gastroenterol Endosc 7457-54, 2002

[7] Yao K, Oishi T, Matsui T, et al. Novel magnified endoscopic findings of microvascular architecture in intramucosal gastric cancer. Gastrointest Endosc 56:279-284, 2002

[8] Gannon B. The vasculature and lymphatic drainage. In Whitehead R（ed）. Gastrointestinal and Oesophageal Pathology.Churchill Livingstone, Edinburgh, pp 129-199, 1995

[9] 八尾建史（编）. 胃放大内镜. 日本医学中心, pp 1-230, 2009

[10] Yao K, Iwashita A, Tanabe H, et al. White opaque substance within superficial elevated gastric neoplasia as visualized by magnification endoscopy with narrow-band imaging : a new optical sign for differentiating between adenoma and carcinoma. Gastrointest Endosc 68:574-580, 2008

[11] Yao K, Iwashita A, Nambu M, et al. Nature of white opaque substance in gastric epithelial neoplasia as visualeizd by magnifying endoscopy with narrow-band imaging. Dig Endosc 24:419-425, 2012

消化道隆起性病变宏观成像的形成过程

八尾 隆史[1]

摘要●通过肉眼观察(或内镜观察)定性诊断病变或鉴定病变范围时，必须要了解其病变是由怎样的组织结构组成。考虑隆起性病变宏观成像的形成过程时，首先最基础的是推测各病变是消化道壁(①黏膜，②黏膜下层，③固有肌层，④浆膜4层结构)的哪个部位哪些成分增生的。从组织构造可将各种病变分成几个发育模式，如要通过肉眼所见推测组织构造，需要掌握各病变相应的发育模式及其变化。但是，就算是同样的组织类型和同样的发育模式，不同的病例会呈现不同的肉眼所见，因此为了提高肉眼诊断的准确度，必须通过持续地对每一个病例的形态和组织进行一一对应，积累相关知识。

关键词　隆起性病变　肉眼所见　组织构造

[1] 顺天堂大学大学院医学研究科人体病理病态学
　〒113-8421 东京都文京区本乡2 丁目1-1　E-mail：tyao@juntendo.ac.jp

前言

通过肉眼观察(或内镜观察)定性诊断病变或鉴定病变范围时，必须要了解其病变是由怎样的组织结构组成。因此，要想进一步提高诊断的准确度，重要的是也要参考形成病变的不同组织成分与反映色调及硬度差异等的观察所见之间的关系，进行综合性的诊断。

本文列出了进行肉眼(或内镜)诊断所需的基本的组织结构变化及与其相应的病变，解释了诊断过程的步骤。由于篇幅所限，且为了便于理解基本思路，本文以组织结构最复杂的胃病变为中心解释具有代表性的病变。揭示了食道和大肠的几个特点，而略过了十二指肠的小肠。

隆起性病变的基本组成成分

食道、胃、大肠共同具有的壁结构从内到外是①黏膜，②黏膜下层，③固有肌层，④浆膜。而且，组成隆起性病变的组织成分就是由这些各层成分的容量增加组合而成的。例如，黏膜成分增生导致的病变及黏膜下层肿瘤形成导致的病变，或这些成分混合而成的病变等，有各种各样的形式。

黏膜下层以深的病变造成的隆起在食道~大肠具有相同的组织结构，即从黏膜肌层下向黏膜压迫而形成突出(隆起)，因此呈现几乎相同的肉眼所见。但是，黏膜成分增生造成的隆起性病变，构成组织成分的不同和黏膜内病变存在部位不同，使肉眼所见也会不同，因此黏膜病变的肉眼形态与组织构造的关系，有时会因消化道部位不同而出现差异。

食道黏膜由3层结构组成，即：①扁平上皮，②黏膜固有层，③黏膜肌层(图1a)。胃黏膜的上皮

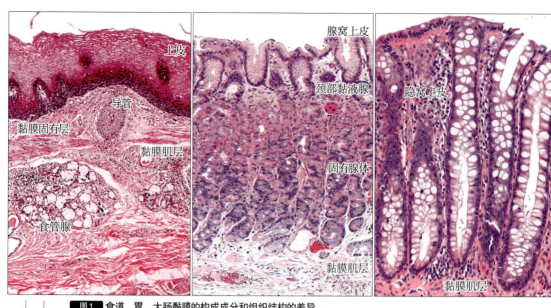

图1 食道、胃、大肠黏膜的构成成分和组织结构的差异。

a 食道黏膜是由3层结构组成，即从表层开始①上皮，②黏膜固有层，③黏膜肌层。

b 胃黏膜显示层状结构，即从表层开始是①腺窝上皮，②颈部黏液腺，③固有胃腺。这些上皮细胞之间全层存在黏膜固有层，其下面有黏膜肌层。

c 大肠黏膜，由隐窝上皮构成的单一的腺管和上皮细胞之间全层存在黏膜固有层，黏膜肌层位于其下面。

成分由①腺窝上皮，②颈部黏液腺，③固有腺体（幽门腺，胃底腺）3层结构组成，这些上皮细胞间全层存在黏膜固有层，其下面存在黏膜肌层（图1b）。大肠黏膜是，由隐窝上皮构成的单一的腺管和上皮细胞之间全层存在黏膜固有层，黏膜肌层位于其下面（图1c）。

即，即便是上皮成分增生造成的，食道和大肠是简单的上皮细胞增生，而在胃部，腺窝上皮、颈部黏液腺、固有腺体各自的增生的组合使肉眼形态各异。因此，黏膜固有层的间质成分（纤维、肌肉、神经等）增生时，在食道是简单的上皮下面存在的病变，而在胃和大肠，根据与黏膜上皮的位置关系不同显示出各种各样的形态。

胃隆起性病变与其组织结构的关系

1. 上皮成分增生造成的非肿瘤性隆起性病变（图2）

1）增生性息肉

增生性息肉一般是在胃炎的细胞损伤修复机制下上皮细胞过度再生时产生，伴有炎症反应及肉芽组织增生。体型巨大者存在腺窝上皮细胞增生并伴有间质浮肿，但很少伴发固有腺体的增生[1, 2]（图3a）。胃体上部发生的所谓的白色扁平隆起是腺窝上皮细胞的增生，与炎症无关，需与前述的增生性息肉区别开来[3]。

另外，残胃吻合部发生的间质性息肉样肥厚性胃炎（stomal poly- poid hypertrophic gastritis；SPHG）在腺窝上皮细胞增生这一点上与增生性息肉相同，但其原因是受肠液（胆汁）反流影响的上皮细胞损伤修复机制，表现为活动性炎症少，而黏液减少，幼小腺窝上皮延长・蛇行[1, 2]

2）胃底腺息肉

胃底腺息肉的基本表现是底腺增生超过颈部黏液腺、存在于腺窝上皮正下方的组织结构异常（disorganization）（图3b），作为特征性所见腺管扩张，是由于来自存在于相对较深部位黏膜的黏液生成细

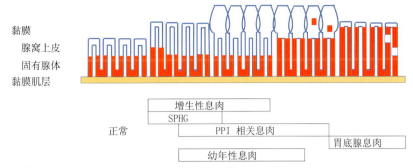

黏膜
腺窝上皮
固有腺体
黏膜肌层

正常

增生性息肉
SPHG
PPI 相关息肉
胃底腺息肉
幼年性息肉

图2 胃上皮性非肿瘤性隆起性病变的组织构造模式。下面是示意图所对应的病变。
SPHG：间质性息肉样肥厚性胃炎（stomal polypoid hypertrophic gastritis）。

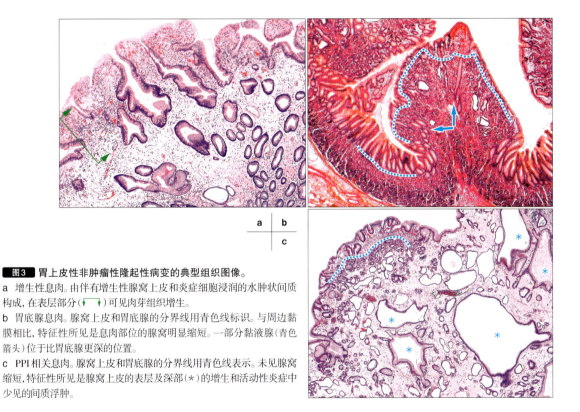

a	b
	c

图3 胃上皮性非肿瘤性隆起性病变的典型组织图像。
a 增生性息肉。由伴有增生性腺窝上皮和炎症细胞浸润的水肿状间质构成，在表层部分（↕）可见肉芽组织增生。
b 胃底腺息肉。腺窝上皮和胃底腺的分界线用青色线标识。与周边黏膜相比，特征性所见是息肉部位的腺窝明显缩短。一部分黏液腺（青色箭头）位于比胃底腺更深的位置。
c PPI相关息肉。腺窝上皮和胃底腺的分界线用青色线表示。未见腺窝缩短，特征性所见是腺窝上皮的表层及深部（＊）的增生和活动性炎症中少见的间质浮肿。

胞的黏液形成潴留造成的[1, 2]。

3） PPI相关息肉

有人报道了胃底腺息肉与质子泵抑制剂（proton pump inhibitor；PPI）的关系，在PPI对胃底腺黏膜的影响方面，在胃底腺出现的伴有通道蛋白4和KCNQ1表现亢进的黏膜增厚及伴有间质浮肿的腺窝上皮增生是其特征性所见[4, 5]（**图3c**）。另外，被称为壁细胞突起（parietal cell protrusion）的壁细胞增生并不是PPI直接作用的结果，而是受高胃泌素的影响所致[6]。在活检组织方面，只采集到表层上皮时会被诊断为增生性息肉，只采集到胃底腺成分时会被诊断为胃底腺息肉。前者是活动性炎症的证据不

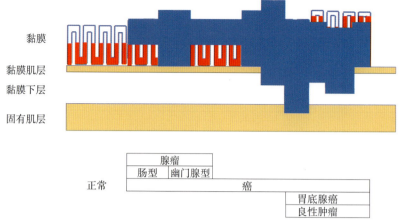

黏膜

黏膜肌层

黏膜下层

固有肌层

	腺瘤			
	肠型	幽门腺型		
正常			癌	
			胃底腺癌	
			良性肿瘤	

图4 胃上皮性非肿瘤性隆起性病变的组织结构模式。下面是示意图所对应的病变。

足，而后者是可见腺窝上皮细胞增生，诊断时必须注意这两点，但也有胃底腺息肉受PPI影响的例子，仅靠组织图像有时很难区别两者。

4）幼年性息肉

幼年性息肉以腺窝上皮的增生和间质的水肿为特征，还伴有息肉深部的颈部黏液腺（MUC6阳性）增生。部分影像与增生性息肉和Cronkhite-Canada综合征非常相似[2]。与前者是根据活动性炎症的证据不足和临床表现不同，与后者是根据保留着黏膜深部（固有腺体）这一点和介于之间的黏膜也发现浮肿这一点可以进行鉴别诊断（图3）。

2. 上皮性肿瘤所致隆起性病变（图4）

上皮性肿瘤中，不管是肠型还是幽门腺型都是肿瘤腺管在黏膜表层或黏膜全层增生而形成隆起。

癌症发生时有时在黏膜内也会出现与腺瘤一样的结构，浸润到黏膜下层以深部位时，还要考虑黏膜下肿瘤导致的隆起。即，是黏膜增厚成分和黏膜下开始的突出所至隆起的组合因素导致的隆起，而且主要成分在各层中所占比例的不同而显示出各种各样的形态。

另外，作为特殊的癌，胃底腺型胃癌是以黏膜深部为主体发育的，一般情况下表面被非肿瘤性黏膜所覆盖[7]（图5a）。良性肿瘤也表现出同样的发育情况，呈与胃底腺型胃癌类似的内镜图像，但在胃底腺型胃癌，由于病变的边界部癌腺管的数量逐渐减

少，很多情况下隆起上升的坡度不明显，而在良性肿瘤，黏膜下边界清晰的肿瘤所至的突起上升坡度略微明显（图5b）。

3. 间质成分增殖所致非上皮性隆起性病变（图6）

非上皮性间质成分增生会导致隆起，但一般都是表面被黏膜上皮所覆盖的肿瘤。但是，根据其病变存在部位的不同而呈现多少有些不同的肉眼所见。

1）炎性纤维性息肉

炎性纤维性息肉（inflammatory fibroid polyp；IFP）是成纤维细胞样纺锤状细胞密度稀疏增殖而形成，以伴有血管周围漩涡状增殖及嗜酸细胞浸润为特征。Kolodziejczyk等[8]的报告，其中约有40%是黏膜内病变，因伴有众多黏膜肌层断裂和不完整，认为病变发生自黏膜深部（图7）。随着病变的增大，向黏膜下层发展的增生也会增加，由于多数是以黏膜内的增生为主体，隆起的突出比较陡峭是其典型的特征性表现，但必须要知道随着黏膜内和黏膜下的成分比例的不同表现为各种各样的形态。另外，病变波及黏膜表面附近时会形成糜烂，常常需要与癌症进行鉴别。

2）AL型淀粉样变性

AL（amyloid-light chain）型淀粉样变性会引起块状沉着，因此表现为肿瘤性病变。黏膜内也有部分沉着，但是黏膜下层的沉着是主体。附带说明，

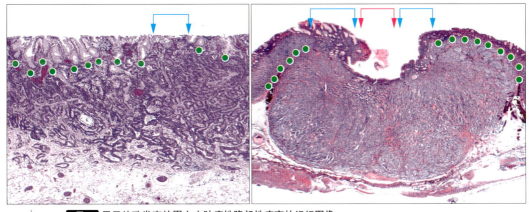

图5 显示特殊发育的胃上皮肿瘤性隆起性病变的组织图像。

a 胃底腺型胃癌。表面被腺窝上皮（绿色点之上）覆盖，肿瘤从黏膜以深部开始经黏膜下层表层增生。极少部分肿瘤发展到最上层（青色线部位）。

b 良性肿瘤。从黏膜深部（青色线部位）开始到黏膜肌层（绿色圆点）下发育成主体，但在中央部位（红色线部位）可见到至黏膜表层的肿瘤增生。

图6 胃非上皮性隆起性病变组织结构模式。下面是示意图所对应的病变。

IFP：炎性纤维性息肉（inflammatory fibroid polyp）

GIST：胃肠道间质瘤（gastrointestinal stromal tumor）

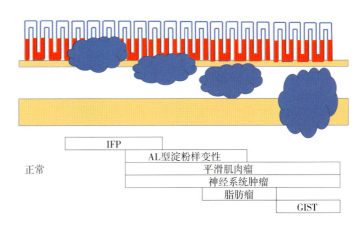

黏膜
黏膜肌层
黏膜下层
固有肌层

正常

IFP
AL型淀粉样变性
平滑肌肉瘤
神经系统肿瘤
脂肪瘤
GIST

病变为AA（amyloid A）型时表现为血管周围的斑状沉着，不会形成肿瘤[9]。

3）平滑肌肿瘤和神经系统肿瘤

平滑肌肿瘤可以发生在平滑肌（黏膜肌层，血管壁，固有肌层）存在的任何部位，肿瘤主体的不同使隆起的突出形态各异。

神经系统肿瘤同样也是可以发生在神经纤维存在的任何部位，不同肿瘤主体其形态也不同。

4）胃肠道间质瘤与脂肪瘤

另一方面，这些（病变）的鉴别诊断中很重要的胃肠道间质瘤（gastrointestinal stromal tumor；GIST）是来源于Cajal细胞的病变，原则上还会形成与固有肌层连接的肿瘤。但是必须心里有数的是，从发育成黏膜下层主体到向浆膜下突出，肿瘤的发育样式

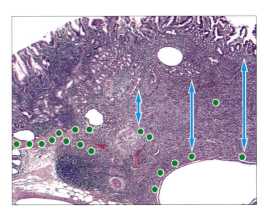

图7 显示特殊发育的胃非上皮性隆起性病变（inflammatory fibroid polyp）的组织图像。夹在断裂的黏膜肌层（绿色圆点）之间，位于上方（黏膜深部）至下方（黏膜下层）的病变。黏膜内成分是主体（青色箭头）。

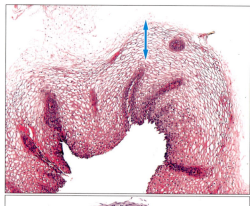
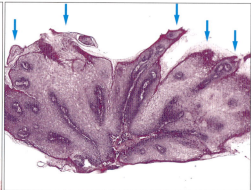
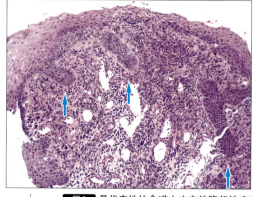

	a	b
		c

图8 具代表性的食道上皮良性隆起性病变的组织图像。

a 糖原增生。棘细胞因细胞质内糖原过剩而变肥大（青色箭头），表现为表面平滑的表皮增厚。

b 乳头状瘤。具有纤细的血管结缔组织且伴有延长的乳头的扁平上皮增生，使表面呈乳头状突出（青色箭头）。

c 炎性息肉。伴有严重炎症细胞浸润的表面平滑的病变，上皮因再生性变化表突起向上皮下延长，还伴有间质的肉芽组织增生（青色箭头）。

有很多变化。

脂肪瘤是一般局限在黏膜下层的肿瘤，表现为隆起坡度平缓。

食道隆起性病变与其组织结构的关系

在食道方面，上皮性病变的组织结构与肉眼观察图像的关系基本上可以认为与胃部病变的情况一样，进行内镜鉴别诊断时，必须掌握特征性的组织构造。

1. 上皮性良性病变

具有代表性的上皮性良性病变是糖原增多、乳头状瘤、炎性息肉。这些都因扁平上皮细胞增厚而形成的，但组织结构都不同。糖原增多是保持棘细胞的细胞质内糖原增加导致组织结构的，单纯的上皮增厚（**图8a**）。乳头状瘤是炎性变化少，在呈现以延长了乳头为轴的乳头状结构的突出到扁平上皮表面的增生（**图8b**），而炎性息肉伴有活动性炎症，表面虽平滑，但乳头突起向上皮内增生（**图8c**）。

2. 上皮性恶性病变

具有代表性的上皮性恶性病变有扁平上皮癌、腺癌及其他特殊类型癌等。基底细胞样癌和恶性黑色素瘤基本上主体在上皮下发育，但基底细胞样癌随着发展形成溃疡的情况较多。癌肉瘤因上皮下的肿瘤成分容量增多而突出表面，但其表面呈现整体性糜烂的趋势[10]。

3. 非上皮性肿瘤

具有代表性的非上皮性肿瘤有平滑肌瘤、神经鞘瘤、颗粒细胞瘤、脂肪瘤、血管瘤、淋巴管瘤等。

这些病变是在上皮下发育,因此表现出黏膜下肿瘤的形态,主体发育在黏膜肌层以深部位时隆起的上升呈平缓形态。

但是,颗粒细胞瘤出现在黏膜肌层和扁平上皮间发育的倾向,因此隆起坡度陡峭,而且是靠近上皮的压迫性增生,因此具有上皮扁平化的特征(图9)。在颗粒细胞瘤中,由于肿瘤细胞存在于上皮正下方,因此通过已变得非常薄的上皮部分的活检可以进行诊断[11]。

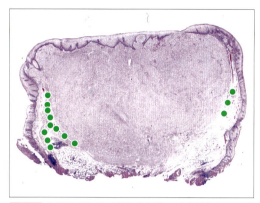

图9 食道颗粒细胞瘤的组织图像。肿瘤是在向下压迫黏膜肌层(绿色圆点)同时向上下两个方向发育,下方增生至食管腺(＊)正上面,表面上发育到紧贴上皮。

大肠隆起性病变与其组织结构的关系

在大肠方面,上皮病变的组织构造与肉眼所见的关系基本上也可以认为与胃病变一样,简单得如同胃那样不存在固有腺体。

1. 上皮性良性病变

具有代表性的上皮性良性病变有增生性息肉、SSA/P(sessile serrated adenoma/ polyp)、炎性息肉、黏膜脱垂综合征、帽状息肉(cap polyp)、黑斑息肉(Peutz-Jeghers)、幼年性息肉、Cronkhite-Canada综合征,由于根据上皮增殖方式及间质增生的参与程度不同形成具有特征的组织类型,这些反映在肉眼观察所见中。

炎性息肉、黏膜脱垂综合征、帽状息肉的共同点是都有炎症参与其中,但由于发生机制不同,其组织结构也完全不同。在炎性息肉中,对炎症导致上皮细胞损伤的再生是本质,上皮的再生·增殖并不均衡,因此显示出复杂的表面结构。黏膜脱垂综合征是针对黏膜的牵引、缺血性变化、糜烂的上皮再生·增生,表面结构虽复杂,但活动性炎症是次要的变化。帽状息肉的原因不明,但在黏膜表层部位的对活动性炎症的上皮再生·增殖是其主体,有时也会伴有黏膜脱垂的表现,但这种变化是次要变化[12]。

黑斑息肉的基本所见是隐窝上皮增生及隐窝群向黏膜下层方向陷入,由于这种发育方式,表面呈现多结节(图10a)、幼年性息肉(图10b)和Cronkhite-Canada综合征(图10c)的共同点是腺管

的扩张和间质的浮肿,而根本区别是前者在黏膜深部的变化少,后者可见伴有隐窝底部与黏膜肌层之间解离的黏膜深部浮肿。

黏膜-黏膜下拉长型息肉(muco-submucosal elongated polyp)是一种特殊的息肉,基本上是黏膜肌层断裂·断片化和脉管扩张及间质浮肿导致的,从黏膜深部到黏膜下层的异常黏膜上皮成分几乎接近正常,因此没有见到表面构造的显著变化。

2. 非上皮性病变

非上皮性病变与食道和胃的情况一样,病变部位在大肠黏膜肌层更深部时,表现为陡坡平缓的隆起。但,良性淋巴滤泡增生及AL型淀粉样变性是主体为黏膜下层的病变,但也波及黏膜深部,因此显示为坡度有些陡峭的隆起。

另外,大肠MALT(mucosa-associated lymphoid tissue)淋巴瘤表现为隆起性病变[13],因此良性淋巴滤泡增生,肉眼及组织学上很难做出鉴别。胃的淋巴瘤表现为隆起,一般是高异型度淋巴瘤,MALT淋巴瘤较稀少[14]。

结语

消化道的隆起性病变仅在黏膜成分也因上皮和间质的构成成分的量和分布情况的组合而呈现出各种各样的形态,如果再加上黏膜下成分出现病

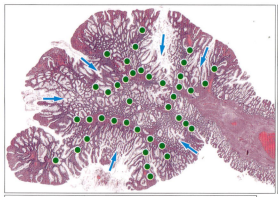
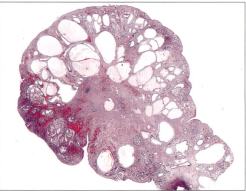
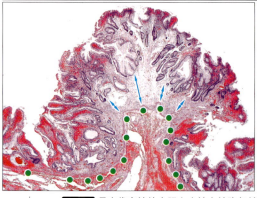

a	b
c	

图10 具有代表性的大肠上皮性良性隆起性病变的组织图像。

a 黑斑息肉。是有复杂的树枝状平滑肌束(绿色圆点)的病变,组成该平滑肌束的隐窝上皮向下方发展(青色箭头)而被挤压的黏膜肌层就是病变本体。

b 幼年性息肉。是表面平滑的病变,延长·扩张的腺管和水肿样的丰富的黏膜固有层构成。没有黏膜肌层介入,只向黏膜上方增生。

c Cronkhite–Canada综合征。延长·扩张的腺管和水肿样的丰富的黏膜固有层构成,这一点与幼年性息肉一样,但区别是黏膜肌层(绿色圆点)和隐窝底部之间也发生水肿(青色箭头)。

变,将表现出更多的形态。在实际临床上,同一组织类型的病变也会因病变的进展程度不同及受到糜烂等二次影响,呈现出更加多样的肉眼类型。

本文中,将具有代表性的消化道隆起性病变的组织构造分成几个基本模式,尤其是对具有特点的病变用具体组织图像加以提示和解释,揭示了对组织构造和肉眼形态相关的思路。同一组织类型的病变也并不一定会显示出完全相同的形态,因此通过积累每一个病例的组织构造与肉眼形态的详细对比资料,在基本所见的基础上再加上对各种病变的肉眼所见的变化的理解,对于肉眼观察或内镜观察鉴别诊断很重要。因此,只要能够推断病变的

组织构造,就有可能有助于理解活检诊断的有用性和选择合适的活检部位。本文如能让大家对组织构造和肉眼图像的关系感兴趣我们将很高兴。

参考文献

[1] 八尾隆史, 三富弘之, 日高康博等. 胃息肉的病理学分类和鉴别诊断与临床意义. 胃与肠 47:1192–1199, 2012

[2] 九亮治. 胃:良性上皮性息肉——肿瘤样病变与肿瘤. 胃与肠 50:1600–1608, 2015

[3] 九嶋亮治. 胃炎病理诊断. 胃与肠 51:15–25, 2016

[4] Matsuzaki J, Suzuki H, Minegishi Y, et al. Acid suppression by proton pump inhibitors enhances aquaporin-4 and KCNQ1 expression in gastric fundic parietal cells in mouse. Dig Dis Sci 55:3339–3348, 2010

[5] Takada T, Asaoka D, Tajima Y, et al. Hemorrhagic polyps formed like fundic gland polyps during long-term proton pump inhibitor

administration. Clin J Gastroenterol 10:478–484, 2017

[6] Cats A, Schenk BE, Bloemena E, et al. Parietal cell protrusions and fundic gland cysts during omeprazole maintenance treatment. Hum Pathol 31;684–690, 2000

[7] 八尾隆史, 上山浩也, 九嶋亮治等. 新型胃癌——胃底腺型胃癌临床病理学特征和发育进展模式及恶性程度. 胃与肠 45：1192–1202, 2010

[8] Kolodziejczyk P, Yao T, Tsuneyoshi M. Inflammatory fibroid polyp of the stomach. A special reference to an immunohistochemical profile of 42 cases. Am J Surg Pathol 1;71159–1168,1993

[9] 多田修治, 饭田三雄. 淀粉样变性——原发性、继发性淀粉样变性. 胃与肠 38:611–618, 2003

[10] 八尾隆史, 吾斯曼买买堤, 阿不都卡的依马木等. 隆起型食道癌的病理诊断. 扁平上皮癌以外的隆起型食道肿瘤的病理学特征. 胃与肠 48:271–278, 2013

[11] 门马久美子, 藤原纯子, 加藤刚等. 隆起型食道肿瘤的鉴别诊断——从内镜角度. 胃与肠 48:292–307, 2013

[12] 岩下明德, 原冈诚司, 八尾隆史. Cap polyposis 与黏膜脱垂综合征有何不同——从病理角度. 胃与肠 37:651–660,2002

[13] 大桥晓, 丹羽康正, 宫原良二等. 大肠恶性淋巴瘤的临床特征和影像诊断. 包括与组织类型的对比. 胃与肠 41:315–322, 2006

[14] 八尾隆史. 恶性淋巴瘤的肉眼形态和组织图像的对比. 胃与肠 36:1669–1675, 2001

Summary

Correlation Between the Formation of Protuberant Lesions in the Gastrointestinal Tract and Histological Architecture

Takashi Yao[1]

When diagnosing a lesion macroscopically or endoscopically, it is imperative to determine the correlation between its macroscopic characteristics and histological architecture. It is essential to elucidate which component is increasing in any part of the gastrointestinal wall (e.g., mucosa, submucosal layer, intrinsic muscle layer, and serosa) in each lesion with respect to the formation of a protuberant lesion. Each lesion can be classified into several growth patterns. Moreover, it is necessary to understand the growth pattern and its variation that applies to each lesion to estimate the histological structure using the macroscopic image. However, even the same histological type of lesions with similar growth patterns exhibits variable macroscopic images. Overall, accumulated evidence of one-to-one comparison between the histological architecture and macroscopic images of each case is warranted to enhance the precision of macroscopic diagnosis.

[1] Department of Human Pathology, Juntendo University Graduate School of Medicine, Tokyo

专题　消化道影像的形成过程

消化道凹陷性病变宏观成像的形成过程

海崎 泰治[1]

摘要●（本文）概述了导致消化道凹陷的疾病的宏观成像的形成过程。消化道的凹陷性病变有黏膜缺损（溃疡）造成的病变和黏膜变薄造成的病变。如想理解凹陷性病变的形成过程，掌握凹陷·溃疡的表面结构、凹陷边界、边缘黏膜影像的所见是很重要的。宏观成像反映的病理组织学所见是由病变的发育方式、发育速度、硬度、时相、与背景组织的相关性等因素组合而成。凹陷性病变与隆起性病变不同，因其病变的厚度而遮蔽观察所见的情况少见，因此病变及背景的形成过程明确再现到宏观所见中。

关键词　消化道疾病　凹陷　病理　宏观成像

[1] 福井县立医院病理诊断科　〒910-8526福井市四井2丁目8-1
E-mail：y-kaizaki-4a@pref.fukui.lg.jp

前言

在消化道影像诊断方面，近年来随着内镜设备的发展，不仅可以肉眼下观察到凹凸形状和色调变化，还能够观察到显微镜下所见甚至细胞水平的所见。在日常临床上，不需要活检病理诊断而只靠内镜诊断就可以判断的情况很多。但那是只有在活用将肉眼下·内镜下能够确认的观察所见与病理组织一一对应起来而得来的知识才能明白的，与病理组织学检查所见做对比的重要性在放大内镜盛行的现在也没有发生变化。正是因为现在是放大内镜时代，才会说理解肉眼所见的基本形成过程很重要。

引发消化道凹陷（包括溃疡性病变）的疾病包括良性和恶性的，涉及很广泛。本文用溃疡及呈凹陷的病变，从组织病理学角度对疾病宏观成像的基本形成过程进行了解释。本文是以胃部病变为主，但可以认为观察所见的基本形成过程在任何器官都是一样的。

凹陷性病变的形成过程

消化道凹陷性病变大体上可以分为黏膜缺损（溃疡）造成的病变和黏膜变薄造成的病变。前者因溃疡形成凹陷，黏膜形态消失。后者因残留着黏膜，凹陷表面存在黏膜形态。

从肉眼观察中，对于所有的病变都是将凹陷·溃疡表面构造、凹陷边界、边缘黏膜图像作为鉴别需要关注的重点。形成凹陷性病变所见的病理组织图像是由病变的发育方式（膨胀性、破坏性、浸润性）、病变发育速度及形态的全等·不全等性、病变的硬度、病变的时相（急性期、慢性期）、与背景组织的关系等组合构成。下面根据这些组织学检查所见的特征，说明宏观成像的形成过程。

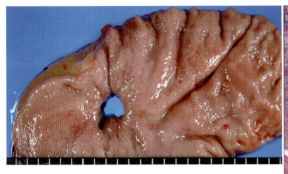
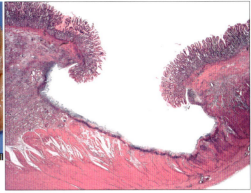

a | b　**图1** 穿孔的急性胃溃疡。

　　a 手术切除标本。在水肿样胃壁内可见到如同钻孔的穿孔性溃疡。

　　b 高倍放大图。溃疡表面可见坏死层，深部存在纤维素析出、固有肌层浮肿。周围缺乏纤维化，也不见再生黏膜。

溃疡（糜烂）

1. 溃疡（糜烂）的形成过程

　　胃溃疡是指胃壁的局限性组织缺损，溃疡可根据其组织缺损的深度分为，①Ul-Ⅰ（所谓糜烂，不超过黏膜肌层的仅黏膜层的缺损），②Ul-Ⅱ（组织缺损达到黏膜下层），③Ul-Ⅲ（达到固有肌层的缺损），④Ul-Ⅳ（贯穿固有肌层达到浆膜）等4个类型[1]。在肉眼观察中溃疡底部深的溃疡进一步加深度的病例很多，但没有明确指示溃疡程度的指标。溃疡大体上区分为急性溃疡和慢性溃疡，各自显示出如后述的组织图像[2]。

　　急性溃疡是属于Ul-Ⅱ型的平坦的溃疡，表面有坏死层，下方有浮肿、纤维素析出、白细胞浸润，没有纤维性瘢痕层及周围的再生黏膜（图1）。

　　在慢性溃疡，活动期的溃疡底从表层开始形成渗出层、纤维素样坏死层、肉芽组织层、纤维性瘢痕层。肉芽组织和纤维化不仅在溃疡底，在其附近的黏膜下层、肌层、浆膜也会发生，且显示胃壁有硬度。在治愈过程中的溃疡，再生上皮从溃疡边缘开始逐渐覆盖缺损部位。进而，再生上皮通过发红显眼的乳头状构造的增生，进行修复（图2）。

　　内镜上反映胃溃疡时相的有崎田·三轮分类法[3]（活动期A1、A2，治愈过程期H1、H2，瘢痕期

S1、S2），病理学上严格来说只有A1期是急性溃疡，A2~H2期相当于慢性溃疡。在S1及S2期，所有黏膜缺损部位全部完成上皮的修复，相当于溃疡瘢痕。

　　凹陷型的癌症病灶内常常并发消化性溃疡，根据时相溃疡会出现消长变化，称其为恶性循环。病变内的溃疡所占比例小时，根据后面所述病变的形成过程可以诊断为恶性，但在如0-Ⅲ型、0-Ⅲ+Ⅱc型那样溃疡较大的病变中癌症成分变少，难以肉眼诊断癌症的情况很多。

2. 鉴别良性和恶性

　　鉴别疾病的良恶性方面，有必要研究作为溃疡基本特点的形态（凹陷、边界、周围）[4]。在凹陷底部，良性溃疡的凹陷底部光滑，白苔也均匀，而在一定大小的凹陷型胃癌中可以从凹陷内部观察到凹凸。另外，随着癌症浸润凹陷内部会出现隆起（图3）。

　　凹陷边界方面，在良性溃疡白苔的边界清晰，有宽度均匀的再生上皮，但在胃癌由于增生速度不一而边界线不整齐，呈典型的侵蚀表现，围绕边界的再生黏膜呈现不均匀的分布和宽度。

　　在凹陷周围，良性溃疡有时会呈现出宽度均匀的隆起，而要胃癌围绕凹陷的隆起不均匀，凹陷的外侧有时会出现浅表性凹陷及发红·褪色的情况，凹陷的大小和隆起的相对平衡出现差异。

　　溃疡中可见伴有褶皱集中，而良性溃疡中褶皱

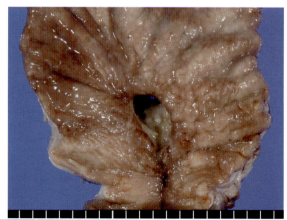

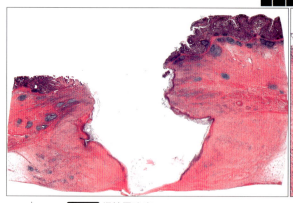
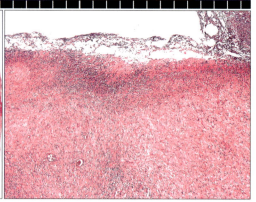

图2 慢性胃溃疡。

a	
b	c

    a　手术切除标本。纵行溃疡的一部分发生穿孔形成慢性溃疡。

    b　放大图像。肉芽组织及纤维化不仅发生在溃疡底，附近的黏膜下层、肌层、浆膜下层也有发生。溃疡周围的再生
黏膜较显眼。

    c　溃疡底部的中倍放大图。溃疡底组织从表层开始开成渗出层、纤维素样坏死层、肉芽组织层、纤维性瘢痕层。

在一个点或小范围内会出现收敛。在复发性溃疡中，皱襞收敛在溃疡边缘停止，在黏膜以深没有形成肿瘤，因此未见皱襞前端肿大及愈合等。在癌性溃疡中，癌组织中存在阻碍皱襞延伸的肿瘤因子，在一个点或小范围内皱襞不会收敛。而且，可见深部形成了肿瘤的皱襞前端棍棒状肿大、愈合、被覆黏膜的收缩硬化（缩短）。

浅表凹陷性病变

1. 癌与非癌的鉴别

    黏膜变薄导致的凹陷性病变也与溃疡病变一样，凹陷的表面结构、凹陷边界、边缘黏膜表现成为鉴别重点。

    非肿瘤的凹陷的表面结构，胃小区大小几乎一致呈黄白色。而在腺癌，由于形态的不均一性，可观察到与周围黏膜相比失去光泽，存在凹凸。详细观察时，能够确认局部脑回状·结节状·乳头状·绒毛状的肉眼可见结构。由于肿瘤血管丰富，表面呈红色调（福尔马林固定标本中呈褐色）[5, 6]。

    病变为腺癌时，呈现凹陷边缘轮廓不规则，常伴有蚕食状。腺癌的肿瘤细胞在黏膜浅层扩散，与周围黏膜形成断坡，边界明显，可达整个圆周。

    关于边缘黏膜图像，在腺癌，环绕边界的再生黏膜的分布及宽度呈不均匀状态。在腺癌，明显的边界周围有时也会伴有黏膜内的肿瘤进展，也有在

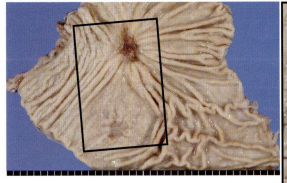

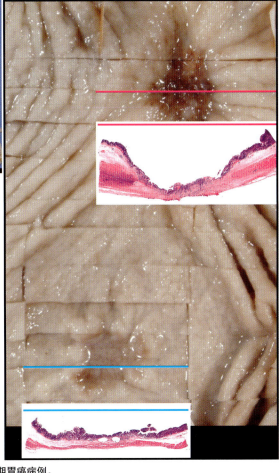

图3 良性溃疡，癌症病灶内合并了溃疡的早期胃癌病例。

a 手术切除标本。

b a的黑框部分放大图和红色线部位、青色线部位的高倍放大图。红色线部位的病变是良性溃疡，形成了深部凹陷，皱褶小范围集中。凹陷内部平滑，边界呈椭圆形，形态均匀，向周边黏膜平稳过渡。青色线部位的病变是腺癌，存在不规则凹陷，凹陷边界存在明显的断坡。凹陷周围可见反应性隆起，但分布不均。

清晰的凹陷外侧形成浅凹陷及局部发红·褪色的情况。凹陷内部形成溃疡会伴有皱褶聚集，但腺癌中由于凹陷部的癌病灶阻碍皱褶而出现凹陷内部的皱褶变瘦、凹陷边界的皱褶中断、前端蚕食图像[7]。

2. 分化型和未分化型癌的鉴别

关于凹陷型早期胃癌，区分其分化型和未分化型时，凹陷表面的表面结构、凹陷边界、边缘黏膜图像仍然有用[4,8,9]，下面分别说明其形成过程。

1）分化型癌

在分化型早期癌中，发生在黏膜内的癌的增生会取代已有的腺管[10]，因此非癌黏膜不会残留在癌病灶内，或就算残留也只有少量(图4)。在凹陷内部，根据癌的组织形态呈现大小的胃小区模样或微细颗粒状的黏膜性状，保持癌症本身的pit形态，凹凸程度没有未分化型的黏膜表面那样显著。凹陷部位的色调反映间质的毛细血管增生及淤血情况，常呈红色(福尔马林固定材料中呈褐色)。

由于肿瘤的发育速度并不均匀，凹陷的边界表现为波状、花瓣状或星形，常常呈不规则的轮廓。微小癌发育会钻入到边缘正常黏膜内，因此形成胃小区样边缘隆起。分化型癌发生在萎缩黏膜及肠上皮化生黏膜内，因此在与癌的边界处呈现平缓过渡

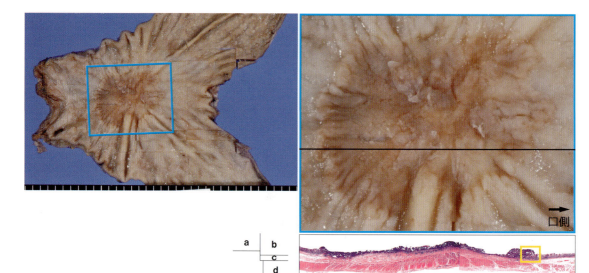

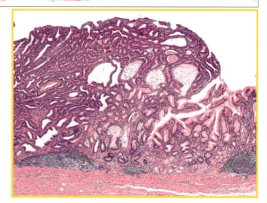

图4 分化型早期胃癌，癌病灶内有溃疡瘢痕。

a 手术切除标本。

b a的青色框部分放大图像。肿瘤边界比较清晰，凹陷表面呈褐色调，比较均匀的凹陷性病变，但口侧的边界有些不清晰。凹陷边界呈花瓣状。口侧的边界可见超过正常黏膜的隆起性增生。从后壁侧（下侧）到肿瘤中心皱褶集中，呈现从凹陷边界部位开始逐渐变细的形态，但与肿瘤的浸润无关。

c b的黑线部位的高倍放大图像。

d c的黄色框部分放大图像。口侧边界部位呈现高分化型管状腺癌超过正常黏膜的隆起性增生。

的倾向，凹陷边界不清晰。有时在黏膜表面存在超过正常黏膜的隆起性增生，因此也有在癌的边缘形成轻微隆起的情况。

并发溃疡时，在凹陷表面的边缘，皱襞会由外缘向中心逐渐变细。

2）未分化型癌

未分化型癌在沿着已有腺管的腺颈部存在的黏膜固有间质扩散[10]。因此残留着黏膜表层腺管，凹陷内可见从癌病灶残留下来的黏膜岛分散存在。癌细胞增殖波及黏膜全体时，由于癌发展时破坏周围原有腺管，使黏膜厚度变薄，凹陷加深，不伴有类似胃小区模样，多趋于平坦。而且，有时会伴有癌病灶内糜烂·溃疡后形成的再生性非癌黏膜。由于这些所见，整个凹陷表面的凹凸变得不规则。关于凹

陷部位的色调方面，未见血管结构增多，反映间质浮肿增加及浸润细胞数量增加，呈正色调或褪色调（图5）。

如果癌细胞增生波及所有黏膜导致已有腺管消失，相应的在萎缩少的胃底腺黏膜内发生凹陷型癌，在其边界可见清晰的断崖状落差或蚕食状表现。蚕食状图像见于癌细胞在表面露出部分和未露出部分的边界部位，在癌细胞露出部位受糜烂性变化（癌性糜烂）影响，呈现组织缺损和纤维素性渗出物附着。这种情况下癌细胞也会在边缘向黏膜中层扩散，因此在小范围内（有时在大范围）其周边伴发0-Ⅱb病变（多数是褪色的黏膜）。在未分化型癌，靠近病变边缘部位癌细胞数量也会逐渐减少，出现与周围的边界不明确的部分。凹陷表面边缘的皱襞未

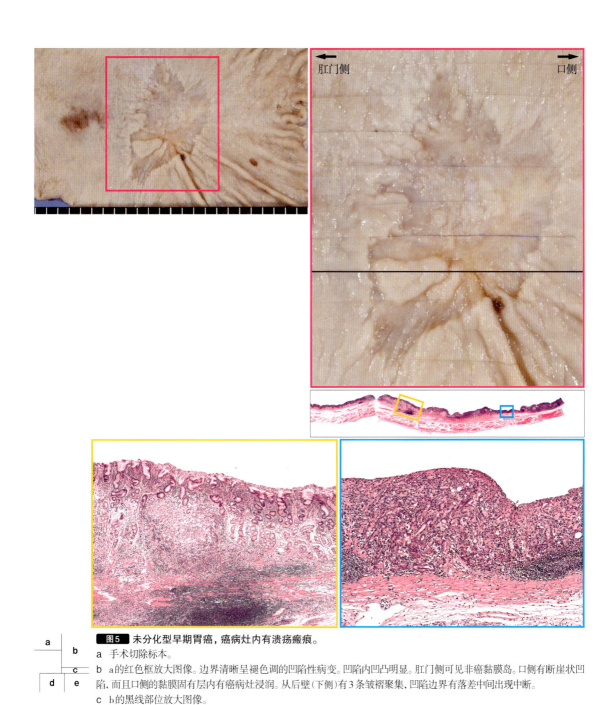

图5 未分化型早期胃癌，癌病灶内有溃疡瘢痕。

a 手术切除标本。

b a的红色框放大图像。边界清晰呈褪色调的凹陷性病变。凹陷内凹凸明显。肛门侧可见非癌黏膜岛。口侧有断崖状凹陷，而且口侧的黏膜固有层内有癌病灶浸润。从后壁（下侧）有3条皱褶聚集，凹陷边界有落差中间出现中断。

c b的黑线部位放大图像。

d c的黄色框放大图像。在非癌黏膜岛部位保留着表层上皮及非癌腺管，在黏膜固有层内分散存在印戒细胞癌浸润。

e c的青色框放大图像。凹陷部位清晰，低分化腺癌在黏膜全层增生。

到达其集中的中心点，在其边界出现明显的落差而中断（皱褶中断）。

3. 癌的深部浸润

与胃癌浸润深度诊断有关的肉眼所见反映黏膜下层以深的癌细胞浸润数量及浸润范围[11]。从黏膜发生的癌肿如果出现向黏膜下层的浸润，癌病灶周围会伴有纤维性间质（desmoplastic reaction），变得有硬度。在肿瘤的性质上，未分化型癌虽然在肿瘤

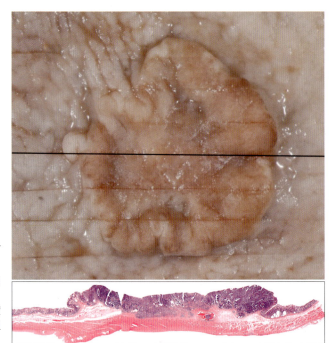

图6 分化型黏膜下层浸润癌，癌病灶内无溃疡。
a 手术切除标本。凹陷边缘结节状隆起明显，凹陷面自身也有些突，病变整体向上鼓起。
b a的黑线部位高倍放大图像。肿瘤自身在黏膜内厚度增加，在病灶中央部位黏膜下层存在大量肿瘤浸润，但肿瘤边缘部分很少浸润到黏膜下层。

体积中所占肿瘤量少，但由于纤维性间质丰富，与分化型癌相比，伴有壁变硬的倾向更强烈。

1）分化型癌（**图6**）

无溃疡的分化型黏膜内癌边界比较不清晰，同时存在由平缓而浅的胃小区组成的凹陷表面。随着黏膜下层浸润的进展，由于黏膜下层的癌肿块导致的被覆上皮鼓起，会出现被非肿瘤黏膜所覆盖的黏膜下肿瘤（submucosal tumor；SMT）样隆起。进一步发展，出现明显的凹陷边缘结节状隆起，而这是因为黏膜下层的肿瘤数量增加导致病变整体上升造成的，并不是在肿瘤边缘黏膜下层的浸润增加造成的。在黏膜下层深部浸润癌中，凹陷本身有些鼓起，浸润范围扩大时，病变全体或病变内大范围出现梯形隆起、病灶进展不良、病灶硬化[7, 9]。

2）未分化型癌（**图7**）

无溃疡的未分化型黏膜内癌，凹陷面深，边界清晰有落差，凹陷面呈糜烂状且非癌黏膜岛多。肿瘤超过黏膜时，在深糜烂性凹陷表面会有黏膜下层浸润所致细颗散在。随着黏膜下层浸润的程度增加，黏膜下层浸润灶会愈合，可见凹陷面凹凸不齐、发红、SMT样隆起等各种现象，黏膜下层深部浸润时，由于在深部形成肿瘤，会出现醒目的凹陷部位梯状

隆起及凹陷周围结节状隆起等[7, 9]。

3）癌病灶内伴发溃疡的癌（**图8**）

伴发溃疡的癌病灶黏膜下层浸润所见，除了边缘结节状隆起、病灶梯状凸起、病灶进展不良、硬化外，还有皱襞棍状增厚和皱襞愈合、围堤形成。伴发溃疡的0-Ⅱc病灶黏膜下层浸润大部分是从溃疡周围开始的[12]，因此很多情况下通过脱离集中的黏膜皱褶中心而存在的细颗粒及黏膜下层肿瘤所至癌病灶边缘皱褶棍状增厚和皱褶愈合，这些来表现黏膜下层浸润。而且，如分化型癌及低分化充盈型癌，充盈型肿瘤在黏膜下层以深密集增长时，边缘的隆起不会崩溃而是形成围堤。

结语

本文利用具有代表性的胃的良性恶性疾病，对形成凹陷·溃疡的消化道病变的宏观成像的形成过程进行了说明。理解各疾病宏观成像的形成过程，不仅对消化道影像诊断，对理解各疾病的概念也很重要。平时多思考病变的形成过程，应该可以增加影像诊断的水平。

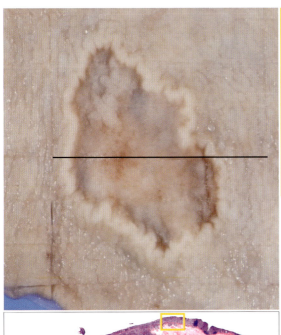

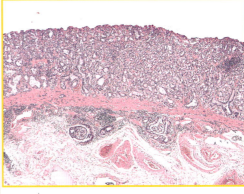

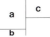

图7 未分化型黏膜下层浸润癌，癌病灶内无溃疡。

a 手术切除标本。凹陷边界清晰，内有发红的SMT样凸起。其周围可见凹凸不规则的细颗粒扩散。

b a的黑线部位高倍放大图像。SMT样部位由有一定厚度的黏膜下层肿瘤浸润组成。

c b的黄框部分放大图像。周围分散存在微小的黏膜下层浸润灶。

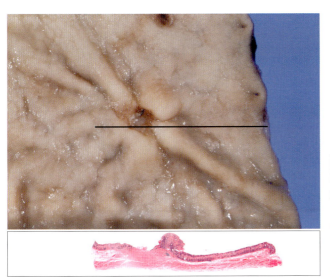

图8 黏膜下层浸润癌，癌病灶内有溃疡。

a 手术切除标本。

b a的黑线部位高倍放大图像。凹陷表面呈小而深的糜烂性，与周围黏膜的边界清晰且存在明显的落差。凹陷表面凹凸不齐。由于是黏膜下层的深部浸润，可见皱襞棍状增厚和皱襞愈合。

参考文献

[1] 村上忠重. 关于通过切除胃看胃及十二指肠溃疡的治愈趋势. 日消志 58:1181–1186, 1961

[2] 太田敦子, 岩下明德, 田邉宽等. 从病理学角度回顾胃溃疡. 胃与肠 52:868–875, 2017

[3] 崎田隆夫, 三轮刚. 恶性溃疡的内镜诊断——早期诊断. 日消志 67:984–989, 1970

[4] 丸山保彦. 消化道疾病: 诊断与鉴别进展. 胃溃疡性病变的诊断与鉴别——包括凹陷性病变. 胃与肠 50:833–839, 2015

[5] 渡边英伸, 岩渊三哉, 佐佐木亮等. 切除胃病变的肉眼所见与组织所见对比. 胃与肠 23:83–91, 1988

[6] 西仓健, 味冈洋一, 渡边玄等. 凹陷性小胃癌的诊断——从宏观诊断的角度. 胃与肠 41:741–751, 2006

[7] 西元寺克礼, 大井田正人, 小泉和三郎等. 早期胃癌的诊断基础——IIc型早期胃癌的内镜. 胃与肠 35:25–36, 2000

[8] 马场保昌, 杉山宪义, 丸山雅一等. 凹陷性早期胃癌的X线所

见和病理组织所见比较. 胃与肠 10:37-49, 1975

[9] 岩崎善毅, 前田义治, 迫间隆昭等. 通过新鲜胃手术切除标本看最大径2cm以下的早期胃癌的浸润深度诊断. 胃与肠 27:1129-1138, 1992

[10] 柳泽昭夫, 加藤洋, 菅野晴夫. 微小未分化型胃癌的原发灶和发育进展样式——与分化型癌做对比. 胃与肠 24:1335-1343, 1989

[11] 八尾恒良, 田邊宽, 长浜孝等. 与胃凹陷型SM癌的病理组织结构对比的内镜所见——pSM2癌诊断的观察方法和诊断范围. 胃与肠 43:1109-1125, 2008

[12] 海崎泰治, 细川治, 宫永太门等. 溃疡并发早期胃癌的病理——通过手术切除标本看溃疡并发早期胃癌. 胃与肠 48:7-15,2013

Summary

Principles of Gastrointestinal Macroscopic Imaging —Depressed Lesions

Yasuharu Kaizaki[1]

In the present study, we outlined the principles of macroscopic imaging for depressed lesions of the gastrointestinal tract, which include those caused by mucosal defects (ulcers) and mucosal thinning. It is important to interpret the significance of the characteristics of the ulcerated surface, depressed boundary, and marginal mucosa to understand the formation of depressed lesions. Histological findings reflected in macroscopic images comprise a combination of the developmental pattern, developmental speed, rigidity, and time phase of the lesion and the relationship of the lesion with the background tissue. Unlike protruded lesions, depressed lesions are rarely hidden by the lesion thickness. Thus, the depressed lesions and the background tissue are clearly identifiable in macroscopic findings.

[1] Department of Pathology, Fukui Prefectural Hospital, Fukui, Japan

专题　消化道影像的形成过程

上部消化道 X 线造影图像的形成过程

长浜 隆司[1]

坂本 直弥[2]

宇贺治 良平[1]

外山 雄三

山本 荣笃

西泽 秀光

松村 祐志

浅原 新吾

摘要●本文以胃 X 线双重对比造影为中心概述了 X 线造影的形成过程。X 线造影图像用①弹性图，②蓄积图，③切线图这3种基本要素表示了黏膜的凹凸情况，这些基本要素是食道、胃、大肠的 X 线造影图像所共有的，通过其组合可得到各种各样的所见供诊断使用。影像上的黑化度通过钡附着层厚度对比之差来展现。隆起型病变主要是弹力图像、切线图，凹陷型病变主要是蓄积图、切线图，展现为临床常用的透亮图像、钡斑、结节状·颗粒状阴影、边缘不整齐、双重线等所见。边缘表现是附着钡的内腔侧的线条，侧面变形是通过黏膜下层以深的癌细胞量及伴随的纤维化、淋巴细胞反应性增生等的器质性变化造成的病变部位与周围非癌部分之间的消化道短轴方向伸展性之差来显现，其变形的程度与浸润深度密切相关。通过基本要素理解各种 X 线造影所见的形成过程，有助于理解 X 线诊断学，得出正确诊断成为可能。

关键词　X线　上部消化道　弹性图　蓄积图　切线图　侧面图　侧面变形

[1] 千叶德洲会医院消化内科　〒274-8503 船桥市高根台2丁目11-1
　　E-mail : ryu-na@nifty.com
[2] 会津中央医院放射线室

前言

X 线造影检查历史悠久，1900年初期，C. Kaestle（1908）、Holzknecht（1909）、Ivon Elischer（1911）等使用硫酸钡实施了诊断。现在主要实施的双重造影法首先是用于大肠检查的，最早是1923年 Fischer[1] 以德国外科学会演讲的汇总形式报告的，胃 X 线双重造影法比大肠晚了30年，于1950年代初由白壁等开发，在日本的早期胃癌发现、诊断中留下了丰功伟绩。

然而，近年来 X 线造影检查中，为了正确诊断要求熟练掌握拍照技术，读片也要掌握 X 线造影图像的基本形成过程及如何描述病变等内容，这些都需要学习时间（经验）。最近由于教育设施也在减少尤其是年轻一代远离 X 线情况非常突出，逐被内镜检查所挤掉。但是，进行有助于诊断的拍照，通过 X 线造影获得了内镜检查中无法得到的宝贵信息的情况也不少。

双重造影法是通过作为阴性造影剂的空气和作为阳性造影剂的钡的差异来描述病变的检查法，根据黏膜的凹凸情况，其 X 线造影图像分为①弹性图，②蓄积图，③切线图这3种基本要素[2]，病变的肉眼形态可以用这些成分的组合来表示，在诊断方面有基于很多前人的成果研究确立的诊断学[3]。本

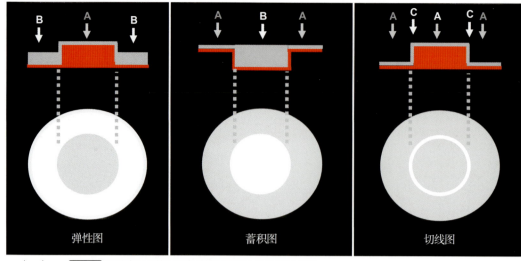

| a | b | c |

图1 双重造影法基本要素的断面图和X线造影示意图。

a 弹性图。形成隆起表面的薄附着层(A)和隆起周围的厚钡层(B)。薄附着层的X线黑化度高，厚钡层的黑化度低，因此产生浓度差，成为弹性图。

b 蓄积图。凹陷面形成厚钡层(B)，周围则是薄钡层(A)。凹陷内的厚钡层黑化度低，周围的薄钡层黑化度变高，成为蓄积图。

c 切线图。薄钡层(A)均匀附着在胃壁及病变上，薄钡层(A)的X线透过度、黑化度高，病变、周围的黏膜也具有相同的黑化度。但是，在病变部位边缘附着于隆起性病变、凹陷性病变的垂直方向上的钡层(C)变得与厚钡层一样的状态，X线透过率降低黑化度也下降，成为切线图。

(引自：市川平三郎等. 胃X线诊断的思考方法和开展方法. 医学书院, 1986, 部分修改)

文根据实例、文献分析，概述了构成X线造影图像的3种基本要素和侧面图像及其X线造影图像的形成过程。

X线造影图像的基本要素
(弹性图，蓄积图，切线图)

X线造影图像用①弹性图，②蓄积图，③切线图这3种基本要素来描述黏膜的凹凸状态(**图1**)[2]。

1. 弹性图(图1a)

在双重造影图像中，首先通过将钡附着在整个胃壁形成薄的附着层(A)。隆起性病变的弹性图中，隆起周围被钡堵住，形成厚钡层(B)。在薄钡层(A)部分的X线透过率上升而黑化度变高，周围厚钡层(B)的X线透过率下降而黑化度变低。

2. 蓄积图(图1b)

凹陷性病变的蓄积图中，在凹陷部形成了厚钡层(B)，因此与弹性图相反，在凹陷部的X线透过率上升而黑化度变低，周围是薄钡附着层(A)，X线透过率低而黑化度变高。这2种所见需要拍摄者有计划地学习拍摄方法，在隆起性病变中将钡弹到隆起周围，或在凹陷性病变中将钡聚积到凹陷中。

3. 切线图(图1c)

对于这种情况，多数是在整个胃壁全部附着钡的双重造影图像中无法得到蓄积图、弹性图，而切线图可以。切线图中薄钡层(A)均匀附着在胃壁及病变上，薄钡层(A)X线透过率高，黑化度高。但是，在病变部位边缘附着于隆起性病变、凹陷性病变的垂直方向上的钡层(C)变得与厚钡层一样的状态，X线透过率降低黑化度也下降。切线图中，有时在仰卧位时前壁、俯卧位时后壁的对侧的隆起性病变看得更清楚。

实际病例如**图2**所示。

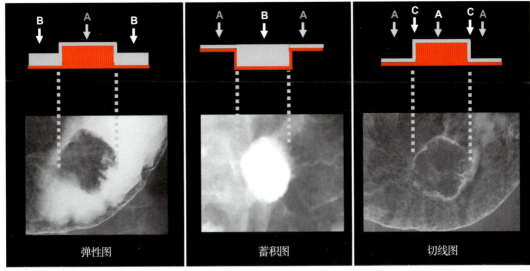

图2 双重造影法的基本要素的断面图和X线造影。

a 弹性图。隆起周围蓄积钡的X线造影图像中，根据隆起部分（A）与周围钡层（B）的厚度之差，描绘出弹性图。

b 蓄积图。凹陷内积存了钡的X线造影图像中，根据凹陷内（B）和周围的钡（A）厚度差异，描绘出蓄积图。

c 切线图。在均匀附着在黏膜表面的双重造影图像中，隆起部分和周围的钡层厚度相同，黑化度也相同，但在边界部位附着于隆起高的部分的钡层的垂直方向上的厚度（C）使黑化度下降，从而描绘出切线图。

图3 隆起性病变X线造影图像的形成过程。

a 隆起性病变的弹性图的断面图、示意图和X线造影图像。隆起周围蓄积钡的X线造影图像中，根据隆起表面的薄钡层与周围厚钡层的浓度差，可以描绘出隆起明确的弹性图。

b 隆起性病变的切线图的断面图、示意图和X线造影图像。整个胃壁均匀附着钡的双重造影图像中，隆起高度的垂直方向上的钡层厚度描绘成形成边界的线状阴影。

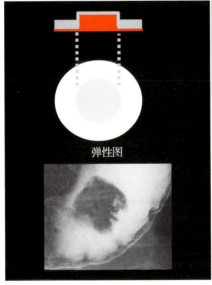

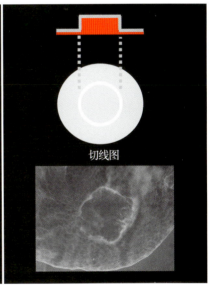

隆起性病变观察所见的形成过程

隆起性病变的X线造影图像是通过弹性图和切线图这2种基本要素展现（图3）。

在隆起性病变的诊断方面，根据从基本要素得到的所见，通过大小、隆起高度、肉眼型、隆起的形状、有无恶性所见、表面结构、尤其是有无凹陷等进行诊断。

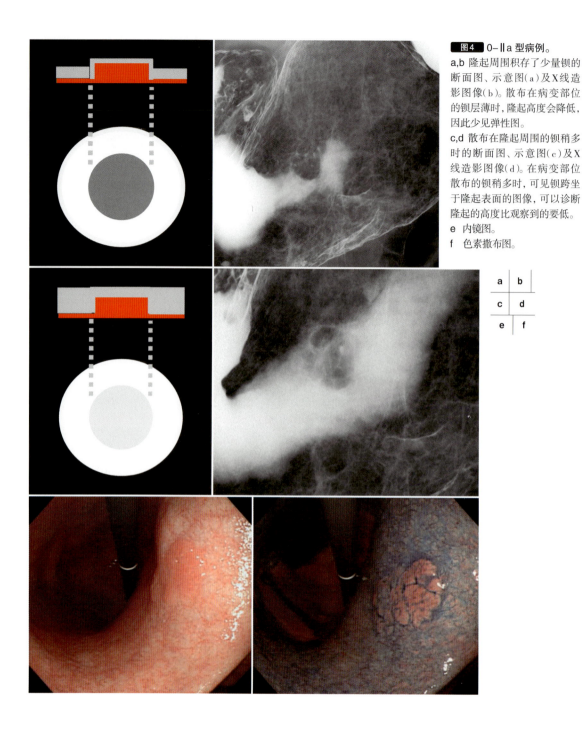

a	b
c	d
e	f

关于病变大小，通过与椎体的比较，及分度尺可以诊断出正确的大小。关于隆起高度，可以采用的方法有根据周围聚积钡的量的差异诊断(图4,5)、挤压图像中根据挤压强度诊断(图6,7)、根据切线图的黑化度差异诊断(图8)、根据侧面图诊断(图9)。

关于隆起上升的形状(图9,10)，在黏膜增生造成的隆起(包括0-Ⅰ型、0-Ⅱa型)中，病变显示为边界清晰边缘不规则的弹性图(图10a)。在病变主体

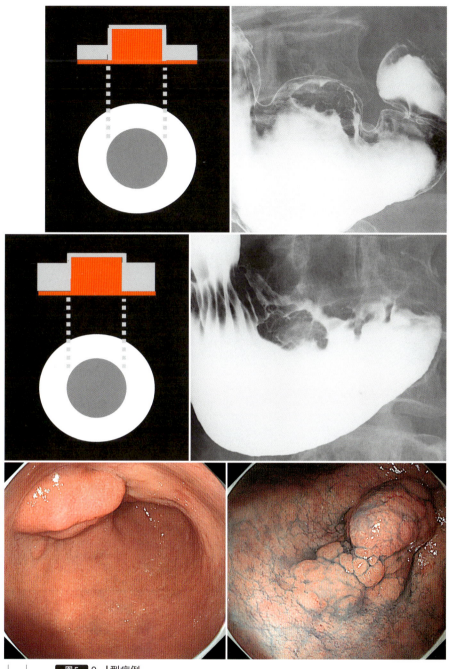

图5 0−Ⅰ型病例。

a,b 隆起周围积存了少量钡的断面图、示意图（a）及X线造影图像（b）。

c,d 散布在隆起周围的钡稍多时的断面图、示意图（c）及X线造影图像（d）。调整钡周围积存的钡量，病变部位的弹性图也没有变化，可以诊断隆起的高度高。

e 内镜图。

f 色素撒布图。

a	b
c	d
e	f

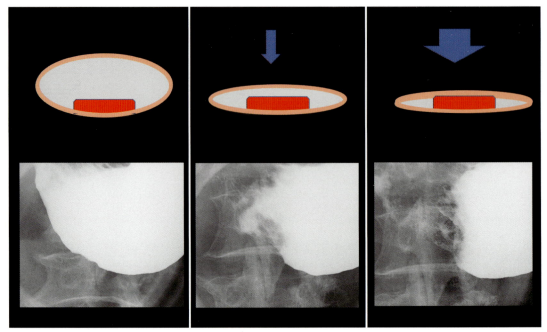

图6 高度低的隆起性病变挤压的示意图和X线造影图。

a 高度低的隆起性病变充盈状态的示意图和X线造影图。

b 施加了轻度挤压的示意图和X线造影图。隆起的表面残留少量钡层，因此显示为黑化度稍低的脱落样。

c 施加了强挤压的示意图和X线造影图。强挤压隆起表面几乎没有钡残留，因此显示为黑化度高的脱落样。

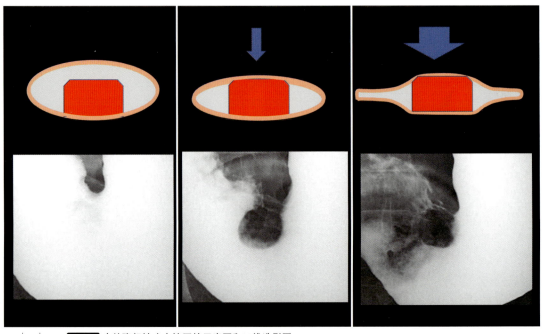

图7 高的隆起性病变挤压的示意图和X线造影图。

a 高的隆起性病变充盈状态的示意图和X线造影图。

b 施加了轻度挤压的示意图和X线造影图。隆起表面残留少量钡层，因此显示为黑化度稍低的脱落样。

c 施加了强挤压的示意图和X线造影图。强挤压隆起表面几乎没有钡残留，因此显示为黑化度高的脱落样。

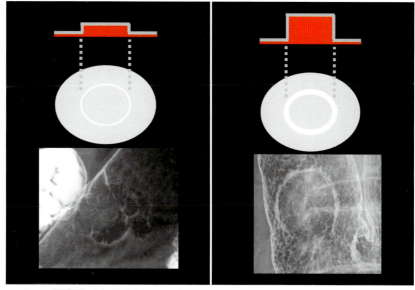

a | b

图8 隆起性病变切线图的断面图、示意图及X线造影图。病变的边界反映附着在隆起边缘的钡层厚度，低矮的病变用细线表示(a)，高的病变用粗线表示(b)。隆起表面和周围正常黏膜的钡层几乎相同，因此黑化度相同。

a 低的隆起性病变切线图的断面图、示意图及X线造影图。
b 高的隆起性病变切线图的断面图、示意图及X线造影图。

在黏膜下的隆起性病变中，也呈现升起边界比较清晰的弹性图，钡蓄积线(B)靠近黏膜下隆起的非肿瘤性黏膜时，边界的边缘显示有规则(图10b)。而且，在升高的隆起性病变中，隆起的升高坡(A)和钡蓄积线之间由周围的钡层形成薄钡层，因此构成了渐变影像(图10c)。

关于良恶性的鉴别，是以根据隆起的不规则图像，尤其是边缘图像、表面构造为中心进行诊断。隆起型癌(0-Ⅰ型、0-Ⅱa型)(图11)主要是向上方和侧方增生，在X线造影图像，尤其是双重造影图像中，呈现在大小不同的外侧有凸出边缘的切线图和内部结构是由粗大结节和每一个颗粒组成的隆起的切线图的集合体。

凹陷性病变所见的 形成过程

凹陷性病变的X线造影图像通过蓄积图和切线图这2种基本要素来呈现。

在凹陷性病变的诊断方面，根据由基本要素形成的所见，通过大小、深度、凹陷的形态、凹陷内的黏膜结构等进行诊断。

和隆起性病变一样，大小可以通过与椎体比较，或用分度尺来进行诊断。

病变深度方面，随着凹陷的深度变化钡的蓄积量不同，因此凹陷深的病变黑化度低(图12a~d)，随着凹陷变浅黑化度提高(图12e,f)。而且，除了凹陷内的钡，在全部均匀附着的双重造影图像中，凹陷内部的黑化度变得与周围黏膜几乎相等，附着在凹陷边缘的钡呈现出在切线图中正好显示与隆起性病变一样的empty niche样(图12g、h)。另外，良恶性鉴别通过捕捉边缘不规则所见来进行诊断(图12c~f)。

关于凹陷内的黏膜结构(图13)，在完全清除了钡的双重造影图像中，凹陷是与附着在周围黏膜的钡层一样的附着层，黑化度几乎相同，凹陷内隆起及颗粒状结构与凹陷的边界通过切线图刚好描绘成隆起的集合体。但是，拍摄者通过有意地将钡蓄积到凹陷内拍摄双重造影，使蓄积图的凹陷清晰，凹陷内隆起及颗粒结构呈现弹性图，凹陷和隆起的边缘呈现切线图，可以做出正确的诊断。

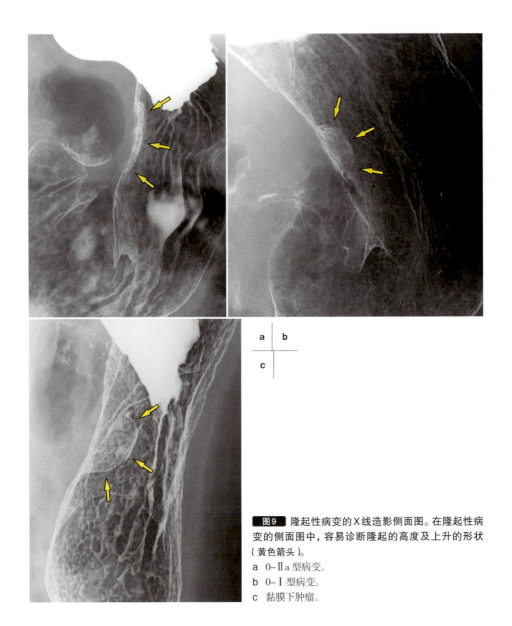

图9 隆起性病变的X线造影侧面图。在隆起性病变的侧面图中，容易诊断隆起的高度及上升的形状（黄色箭头）。

a 0-Ⅱa型病变。

b 0-Ⅰ型病变。

c 黏膜下肿瘤。

X线双重造影图的侧面变形的形成过程

X线双重造影的病变侧面图只是钡附着的内腔侧的线，在凹陷深的病变侧面图中，显示为突出到外侧的凹陷底的底部线。在凹陷浅的病变中，多数情况下凹陷部位的钡层略微有些厚使凹陷底部显示微粗的线及双重线，并无向外侧突出。隆起型病变中，显示为隆起表面的线（图14）。

侧面变形[4, 5]是癌症X线双重造影侧面图中向消化道壁内腔侧的变形，被视为浸润深度诊断的客观指标，对于选择治疗方案非常重要。其成因主要是黏膜下层以深的癌细胞数量及其伴发的纤维化、反应性淋巴细胞增生等造成的器质性变化表现为病变部分和周围非癌部分在消化道短轴方向上的伸展性差异，牛尾等[6]在对其构成进行详细研究。即，二双重造影中的肠管边缘的线是无数连线形式

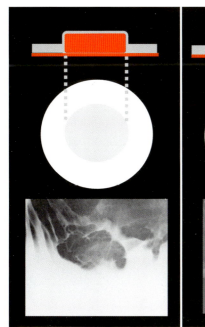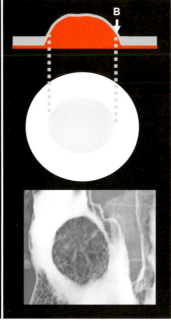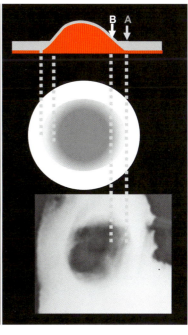

图10 隆起性病变升高的弹性图X线诊断。

a | b | c

a 0-I型病变的断面图、示意图和X线造影图像。可见清晰的弹性图，外侧存在升高边缘不规则的结节状隆起，可以诊断为上皮性肿瘤。

b 陡峭的隆起性病变的断面图、示意图和X线造影图像。可见清晰的弹性图，与蓄积在周围的钡连接的隆起线呈现比较整齐的边缘形态，可以诊断为在与周围蓄积的钡连接的隆起部分无上皮性变化。

c 上升平缓的隆起性病变的断面图、示意图和X线造影图像。在隆起平缓的病变中，隆起表面的A和B之间的钡，A外侧的钡的厚度不同，因此呈现渐变的影像。而且，隆起高度不同的病变也呈现相同的影像。

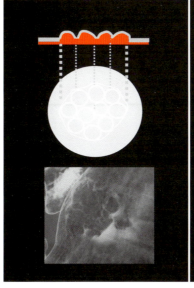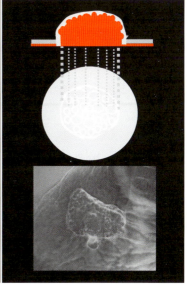

a | b

图11 隆起性病变表面结构的X线诊断。每个颗粒、结节处隆起的表面是1层钡层，黑化度与周围几乎相同，呈现出每个隆起的切线图的集合体。

a 显示结节状结构的隆起性病变的断面图、示意图和X线造影图像。

b 显示颗粒状结构的隆起性病变的断面图、示意图和X线造影图像。

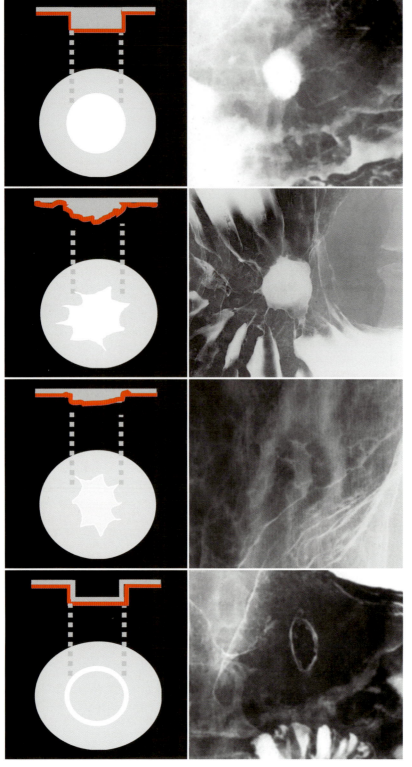

a	b
c	d
e	f
g	h

图12 凹陷性病变X线造影图像的形成过程。

a 良性溃疡的断面图和示意图。

b 良性溃疡的X线造影图像。凹陷深, 蓄积图的钡层厚, 因此黑化度低。蓄积图的形态、边缘整齐, 可诊断为良性。

c 呈现深溃疡的胃癌的断面图和示意图。

d 呈现深溃疡的胃癌的X线造影图。凹陷深, 蓄积图与b一样黑化度低, 形态、边缘不整齐, 可诊断为恶性。

e 呈现浅凹陷的凹陷型胃癌的断面图和示意图。

f 呈现浅凹陷的凹陷型胃癌的X线造影图。凹陷浅, 蓄积图与b、d相比黑化度高, 浅凹陷, 而且形态、边缘不整齐, 可诊断为恶性。

g 与a和b同一个病例的空龛(empty niche)的断面图和示意图。

h 与a和b同一个病例的empty niche的X线造影图。第一眼看像隆起性病变, 与a和b是同一个病例, 如去除凹陷内的钡, 凹陷内钡层与周围的钡层几乎相同, 黑化度变低, 以切线图描绘出边界部位, 即成为所谓的empty niche状。

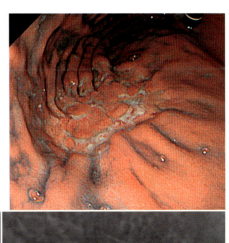

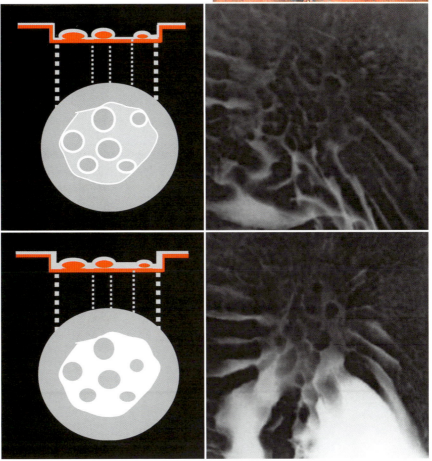

a	
b	c
d	e

图13 凹陷性病变表面结构的形成过程。

a 内镜图。

b 将钡只附着于胃壁的凹陷型胃癌的断面图和示意图。

c 将钡只附着于胃壁的凹陷型胃癌的X线造影图。凹陷内和周围黏膜的钡层为1层,黑化度几乎相同,凹陷内隆起和凹陷边界部位的切线图可描绘出凹陷内隆起。

d 凹陷内蓄积钡后拍摄的凹陷型胃癌的断面图和示意图。

e 凹陷内蓄积钡后拍摄的凹陷型胃癌的X线造影图。有意将钡蓄积到凹陷内再拍摄,凹陷内形成厚钡层、周围黏膜、凹陷内颗粒、凹陷的黑化度差,使凹陷、隆起变得清晰,可以正确诊断肉眼类型。

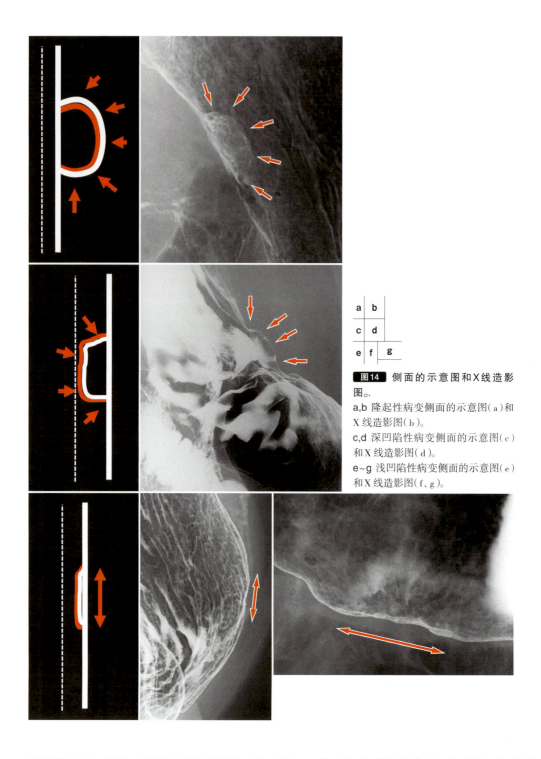

a	b	
c	d	
e	f	g

图14 侧面的示意图和X线造影图。

a,b 隆起性病变侧面的示意图(a)和X线造影图(b)。

c,d 深凹陷性病变侧面的示意图(c)和X线造影图(d)。

e~g 浅凹陷性病变侧面的示意图(e)和X线造影图(f、g)。

的短轴方向上的线,由其线的内腔扩张力决定。图15[6]中在(a、b、h、i)的非病变部分及(c、g)的病变边缘内腔的扩张力均匀且强,随着接近病变中央部位扩张力变弱(d、f>e),表现为侧面变形。

在临床上,消化道癌侧面变形分为4个类型,

①无变形,②角状变形,③弧状变形,④梯形变形。临床上的无变形是病变浸润到黏膜层~黏膜下层,角状变形(图16)[6]是浸润到黏膜下层的中度浸润,弧状变形(图17)[6]是浸润到黏膜下层的高度浸润~浸润到固有肌层,梯形变形(图18)[6]是浸润到固

有肌层及其以深的进展期癌。这些变形主要是为了在大肠的浸润程度诊断而进行的研究,但对食道癌、胃癌也有用。尤其是,食道还具有周围被固定,上下较长的解剖学特点,容易描述及判定,因此细井等[7]更详细地按食道侧面变形分为7个类型研究其与浸润程度的密切相关性。

结语

本文以胃X线双重造影法为中心概述了上消化道X线造影图的形成过程。临床上的各种X线造影所见几乎都是由①弹性图,②蓄积图,③切线图这3种基本要素构成,不仅仅只是使用所见的名称,了解其所见的形成过程后,X线照片的读片也会变得简单,能够正确地读片。此外,通过了解其构成,为了知道怎样的拍摄才能够展现正确的肉眼所见,X线摄影技能也会提高。

虽然X线造影检查不能进行如放大内镜检查那样的微观诊断,但是通过实际进行X线摄影、诊断,有了切身体会作为形态诊断学基础的宏观诊断可以补充完善内镜检查的诊断能力。

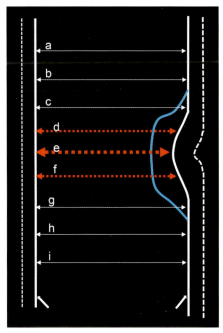

图15 根据双重造影分析变形的线。边缘的线是附着了钡的内腔侧的线,在非病变部位(a、b、h、i)及病变边缘(c、g)的内腔扩张力是均匀的且较强,随着靠近病变中央部位扩张力变弱(d、f>e),其伸展性的差异表现为侧面变形。
〔引自:牛尾恭辅等.消化道癌的X线诊断中侧面图的意义——用双重造影诊断浸润深度.胃与肠 21:27–41, 1986, 部分修改〕

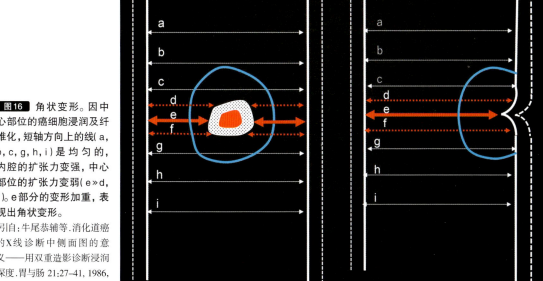

图16 角状变形。因中心部位的癌细胞浸润及纤维化,短轴方向上的线(a, b, c, g, h, i)是均匀的,内腔的扩张力变强,中心部位的扩张力变弱(e≫d, f)。e部分的变形加重,表现出角状变形。
〔引自:牛尾恭辅等.消化道癌的X线诊断中侧面图的意义——用双重造影诊断浸润深度.胃与肠 21:27–41, 1986, 部分修改〕

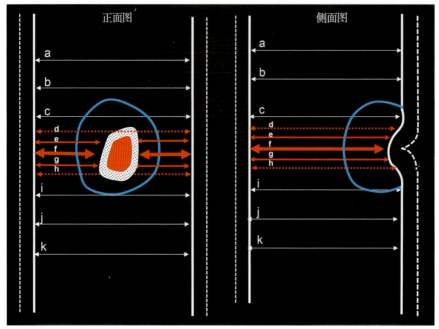

图17 弧状变形。因中心部位的癌细胞浸润及纤维化，短轴方向上的线（a, b, c, i, j, k）是均匀的，内腔的扩张力变强，中心部位的扩张力变弱（f > e, g > d, h）。红线所示的 d ~ h 中，中心部位的扩张力变得更弱，表现出弧状变形。

〔引自：牛尾恭辅等. 消化道癌的X线诊断中侧面图的意义——用双重造影诊断浸润深度. 胃与肠 21:27–41, 1986, 部分修改〕

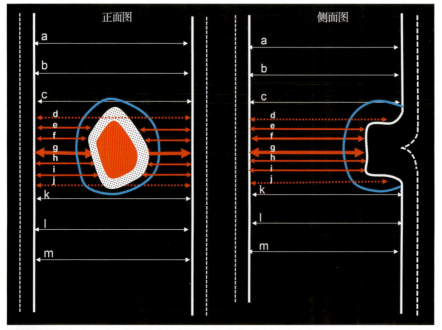

图18 梯形变形。因中心部位的癌细胞浸润及纤维化，短轴方向上的线（a, b, c, k, l, m）是均匀的，内腔的扩张力变强，中心部位的扩张力变弱（g > e, f, h, i > d, j）。中心部位的 e ~ i 的扩张力变弱，表现出梯形变形。

〔引自：牛尾恭辅等. 消化道癌的X线诊断中侧面图的意义——用双重造影诊断浸润深度. 胃与肠 21:27–41, 1986, 部分修改〕

参考文献

[1] Fischer AW. Über eine neue röntgenologische untersuchun-gsmethode des Dickdarms. Kombination von Kontrasteinlauf und Luftaufblähung. KlinischeWochenschrift 34:1595–1598, 1923

[2] 市川平三郎, 吉田裕司. 胃X线诊断的思考方法和开展方法. 医学书院, 1986

[3] 熊仓贤二. 图谱胃X线诊断学——基本所见的形成过程和读片. 金原出版, 1968

[4] 高木靖宽. 侧面变形. 胃与肠 47:717, 2012

[5] 入口阳介, 小田丈二. 侧面变形. 胃与肠 52:672, 2017

[6] 牛尾恭辅, 后藤裕夫, 村松幸男等. 消化道癌的X线诊断中侧面像的意义——双重造影的浸润深度诊断. 胃与肠 21: 27–41, 1986

[7] 细井董三, 平塚伸, 熊谷洋一等. 早期食道癌的诊断——X线诊断的发展现状. 临消内科 12:1695–1704, 1997

Summary

Radiographic Findings in the Upper Gastrointestinal Tract

Ryuji Nagahama[1], Naoya Sakamoto[2],
Ryouhei Ugaji[1], Yuzo Toyama,
Terushige Yamamoto, Hidemitsu Nishizawa,
Yuji Matsumura, Shingo Asahara

Here, we explain the fabric of gastric radiography, focusing on images acquired by a double-contrast method. The blackening degree in radiographic images demonstrates the contrast difference between the thicknesses of barium layers. The concavity and convexity on the mucosal surface are represented by three primary components in X-ray radiography, namely, protrusion defined by barium translucency, depression defined by barium collection, and outline images. A combination of these basic components, frequently observed in the esophagus, stomach, and large intestine, has been used to obtain substantial clinical information, resulting in a definitive diagnosis.

More specifically, the protrusion-type lesion typically appears as repelling and outline images, whereas barium translucency and outline images signify the depression-type lesion. Combining these constituent images, physicians can determine the characteristics of clinically well-defined figures, such as translucency, barium spot, nodular or granular shadowing, border irregularity, and double line on the basal plane.

For instance, lateral images of a lesion in a double-contrast method comprise several lines on the side of the lumen to which barium adheres. Thus, lateral deformity of the lesion could suggest the difference of extensibility between neoplastic and non-neoplastic tissues in the short axial direction of the digestive tract. This structural transformation is triggered by increasing the volume of submucosal tumor cells, fibrosis accompanied by tumorigenesis, and reactive lymphoreticular hyperplasia. Notably, the degree of this transformation is closely related to the depth of invasion. Therefore, elucidating the working of various radiographic images in constituent perspective is imperative for learning and practice of the precise diagnosis in X-ray radiography.

[1] Department of Gastroenterology, Chiba Tokushukai Hospital, Funabashi, Japan
[2] Department of Radiological Technology, Aizu Chuo Hospital, Aizuwakamatsu, Japan

下部消化道X线造影图像的形成过程

齐藤 裕辅[1]

垂石 正树

佐佐木 贵弘

杉山 隆治

助川 隆士

富永 素矢

稻场 勇平

小泽 贤一郎

渡 二郎[2]

藤谷 干浩[3]

奥村 利胜

摘要● X线造影检查可以描述的所见是极其单一的，基本上只有表现为钡的弹力的隆起和表现为钡的蓄积的凹陷这2种。这2种所见表现为，单发或多发性隆起/凹陷性病变、隆起和凹陷混合病变，甚至这些所见的正面图(半透明图像和钡斑)和侧面图(阴影缺损/肠管壁变形和凹陷)混合在一起。再参考消化道本身的扭曲，由更加复杂的线段构成，因此有时会造成诊断困难。另外，要用二维描述原本三维结构的消化道，因此需要通过分析其二维所见在头脑中重建病变的三维肉眼图。即，X线造影读片时，要详细查看肠管边缘和黏膜表面，通过解读如前所述的所见的线段如何组合，可以推测病变的内镜图像和肉眼图像，做出正确诊断。

关键词 小肠X线造影检查 灌肠X线造影检查 肿瘤性疾病 炎症性疾病

[1] 市立旭川医院消化器病中心 〒070-8610旭川市金星町1丁目1-65
E-mail：y_saito@city.asahikawa.hokkaido.jp
[2] 兵库医科大学内科学消化道科
[3] 旭川医科大学内科学讲座消化器官·血液肿瘤控制内科学领域

前言

近年来，随着气囊小肠内镜[1-3]的出现，CT/MR enterography、colonography[4,5]等，X线造影检查在小肠·大肠的下部消化道疾病诊断中的作用更加低了。其理由是：①与内镜检查相比，很难描绘出肿瘤病变和口疮·小糜烂等微细的观察所见；②在回盲部及下部直肠等管腔直径急剧变化的部位，很难描绘出内镜下比较容易捕捉到的病变；③尤其是在存在炎症性疾病的小肠、大肠黏液和肠液较多，由于钡附着不好，难以找出病变；④掌握检查手法需要花费时间和工夫，而且，掌握手法后也会因为变换体位困难的老年人、腹痛强烈动作困难的病例钡附着不好而描绘病变(有时甚至连巨大病变)有

困难；⑤无法获得活检组织〔不仅包括通过HE染色和特殊染色与恶性疾病进行鉴别，还包括组织和肠液的培养检查及从活检组织检测DNA (deoxyribonucleic acid)的PCR (polymerase chain reaction)的样品采集〕；⑥诊断血管性病变极其困难等。

然而，X线造影检查与内镜检查相比，尤其是对小肠的侵入性低且简便易行，可以列举出如下优势[6]：①作为概况拍摄可以进行整个脏器中的病变的形态、排列等诊断，尤其是对小肠·大肠炎症性肠疾病的诊断有用；②X线造影检查最善长的是通过施加适当挤压，可以对黏膜、黏膜下层、固有肌层、浆膜下层、浆膜、浆膜外等每一层进行诊断；③可以客观地诊断小肠的病变存在于肠系膜一侧还是对侧、大肠与结肠带的位置关系，对于缩小

诊断范围有用;④可以对内镜无法通过的狭窄性病变进行诊断;⑤对黏膜表面无异常而功能存在异常的疾病的诊断能力有时优于内镜检查。

本文以如前述的优势为中心,用具体病例解释了下消化道X线造影图的形成过程。

下消化道X线造影图像的基本构成

X线造影检查可以描绘的所见是非常单纯的病变,基本上只有钡的弹力所表现出来的隆起(突出物)和,钡的堆积所表现出来的凹陷(凹下处)这2种类型。这2种类型的所见,单发或多发的隆起/凹陷性病变、隆起和凹陷混合在一起的病变,甚至这些所见的正面图(半透明图像和钡斑)和侧面图(阴影缺损/肠管壁变形和凹陷)混合表现出来[7]。另外还要考虑消化道本身的扭曲,由更加复杂的线段构成,因此有时会造成诊断困难。另外,要用二维描述原本三维结构的消化道,因此需要通过分析其二维所见在头脑中重建病变的三维肉眼图。即,X线造影读片时,要详细查看肠管边缘和黏膜表面,通过解读如前所述的所见的线段如何组合,可以推测病变的内镜图像和肉眼图像,做出正确诊断。

这些原则不仅是适用于小肠和大肠,还可以适用于所有消化道的X线造影检查。如果能够正确阅读检查所见,之后的事情是如何鉴别疾病。这与在自己头脑中形成的鉴别诊断图的特征有关。为此,除了自己的经验,要反复阅读包括「胃与肠图册」[8]在内的教材,印入头脑中。通过这些将其制作成每一个疾病的很多图像特征的抽屉(箱子),使鉴别诊断变得很容易。

X线造影检查中的小肠和大肠的差异

详细内容推荐参考其他文献[9, 10],在小肠中肠袢重叠较多,肠扭曲也严重,做检查时,必须分离拍摄时被压迫的肠管[9]。在拍摄大肠时通过变换体位使钡移动很重要[10]。不管是在小肠还是大肠,如在充盈图像中注意到了病变,注意通过变化通气量(减少和增加)从多个方向拍摄双重造影图、侧面图。如有可能并用薄层法。在小肠拍摄压迫图是必需的,但在大肠对于可以压迫的部位也要拍摄压迫图。

X线造影图像的基本所见

1. 隆起(阴影缺失图, 半透明图)

X线造影检查中解读肠道边缘的变化是重要的基础工作。边缘的所见多以充盈图像的压迫图来捕捉,双重造影图中上皮性病变的描述、读片比较容易,但在非上皮性病变由于边缘(病变隆起)的边界线不清晰,病变的描述、读片有时会困难。这时,要通过并用让钡潴留在病变周围的薄层法,就可以描绘出病变。

诊断隆起性病变时如按大小、病变数量、病变形态、性状(圆形还是不规则形)、隆起表面(有无凹陷及凹陷的形态)、病变周围肠道所见(有无皱襞、有无伸展不良所见等)、肠道外所见的顺序进行读片,会减少遗漏。隆起的坡度和边缘形态,从表面性状鉴别病变的上皮性和非上皮性。并且,从隆起的形态(圆形、不规则形、结节状等)和表面性状(有无膨胀感、有无凹陷、凹陷大小和形态等)对病变的良性恶性进行定性诊断。

下面介绍典型病例。

1) 小肠GIST (图1)

X线造影图中,在空肠上部发现单发的一侧阴影缺损(图1a, 黄色箭头)(通过追踪边缘影像可以很容易进行诊断,如发现了病变,再分析病变的性状)。病变呈接近圆形,坡度比较陡峭,但是正常黏膜的鼓起,表面平滑,因此认为是非上皮性肿瘤性病变(图1b)。隆起的顶部有小沟状钡斑,存在轻微凹陷(图1b, 黄色箭头)。由此,对于空肠上部发生的黏膜下肿瘤(submucosal tumor; SMT),根据形态和存在的微小凹陷,第一个要考虑的诊断是GIST (gastrointestinal stromal tumor)。而且,如果是GIST,读片时必须另外关注肿瘤有无向肠道外发展。本例是不仅在肠道内,还向肠道外发展的哑铃状GIST病例[11, 12](图1c~h)。

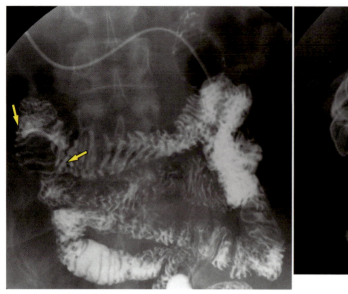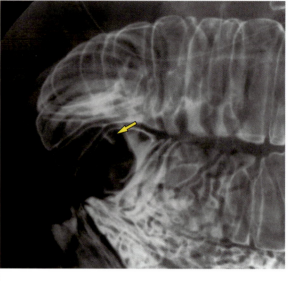

图1 小肠 GIST。

a,b X线造影图。空肠上部可见单发的一侧阴影缺损（a，黄色箭头）。病变形状接近圆形，坡度比较陡峭，但是正常黏膜的鼓起，表面平滑，因此认为是非上皮性肿瘤性病变。隆起的顶部有小沟状钡斑，存在轻度凹陷（b，黄色箭头）。

2）直肠 MALT 淋巴瘤（图2）

X线造影图像中发现以直肠下部后壁为中心出现黏膜形态凌乱，只靠双重造影图像看不清楚隆起性病变是否为多发性病变、是否混合了凹陷性病变（图2a）。通过并用涂抹薄薄一层钡的薄层法，本病变被描绘成直肠下部皱襞上的肿胀病变，多发的矮小隆起性病变的集簇，从隆起的性状可以诊断为非上皮性病变（图2b,c）。肿大皱襞状的隆起性病变感觉是柔软的，在隆起的顶部没发现凹陷。从以上内容，难以与炎症性疾病进行鉴别，但第一个可以考虑到直肠的淋巴增生性疾病，尤其是 MALT（mucosa associated lymphoid tissue）淋巴瘤。作为鉴别可以提出直肠黏膜脱垂综合征（mucosal prolapse syndrome of the rectum；MPS），但病变的主体在直肠后壁，因此这种可能性较低。从内镜所见、EUS（endoscopic ultrasonography）所见、病理组织学所见，本病变被诊断为直肠 MALT 淋巴瘤（图2d~l）。

2. 阴影斑（糜烂和溃疡）

糜烂和溃疡在正面图像中表现为钡斑，在侧面图像中表现为凹陷，与周围的浮肿和边缘缺损同时存在。常常是多发性的，被称为口疮样溃疡。很多情况下开放性溃疡和溃疡瘢痕混合存在，读片时需要对其进行鉴别。在每一处溃疡的X线造影图上疾病特异性形态较少，但在多数炎症性疾病可以见到，因此很重要。

根据临床症状，还有对发病部位、凹陷形态、排列（纵向排列、纵行溃疡、环状溃疡）、与肠系膜的关系（同侧还是对侧）、溃疡周围状况（肠管壁变形和狭窄，有无皱襞集中，有无炎性息肉等）的读片情况，能够进行鉴别诊断。当然，在小的糜烂和溃疡的细微所见的诊断方面，内镜检查的诊断能力比X线造影检查更高[13, 14]。

下面介绍典型病例。

1）小肠的糜烂·溃疡（图3）

小肠的糜烂和溃疡的X线造影图。**图3a** 是在 Crohn 病（Crohn's disease；CD）的空肠可见到的多发性小溃疡（discrete ulcers）。周围线状排列着因浮肿而呈半透明状的多发性小溃疡。扭曲造成了读片困难，但沿着肠系膜附着侧，呈2条纵行排列。**图3b** 是，在 CD 的空肠可见到的纵行溃疡。在连接肠系膜一侧也发现了长的纵行溃疡。在溃疡周围可见轻度浮肿，也有肠道的变形。通过这张X线造影照片（图

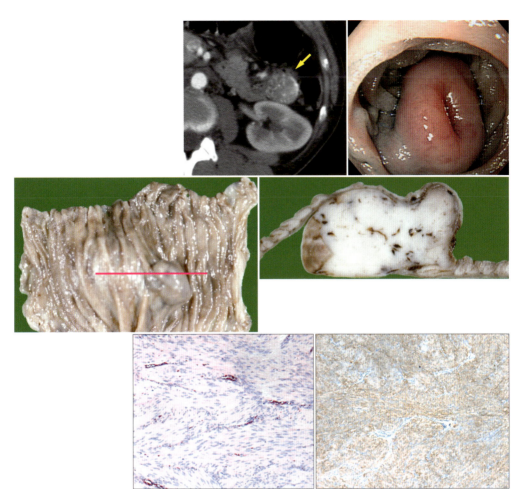

c	d
e	f
g	h

图1 小肠GIST（续）。

c CT图。用CT拍摄的壁外GIST（箭头）。

d 气囊小肠内镜图。与X线造影图一样，发现顶部有沟状凹陷的SMT。

e,f 手术切除标本。f是e的沿红线的切面。

g,h 病理组织图像〔g：HE染色（×10）；h：c-kit染色（×10）〕。本例是病变不仅发展到肠道内，还发展到肠道外的哑铃型GIST病例。病理诊断为GIST、4cm×2.5cm×2cm、c-kit（＋）、CD34（－）、S-100（＋）、vimentin（－）。

3b）可以确认是CD。

图3c是有单纯性溃疡的小肠溃疡。在回肠末端的周围发现伴有皱襞集中的单发的深凹陷圆形溃疡（侧面凹陷）。溃疡位于肠系膜对侧，周围由于浮肿组成的隆起，表现出阴影缺损样所见。未见炎性息肉。从以上所见，可诊断为Behcet病或单纯性溃疡。

2）大肠的糜烂·溃疡（图4）

大肠的糜烂和溃疡的X线造影图像及内镜图像如图所示。图4a是在溃疡性大肠炎（ulcerative colitis；UC）中可见的彩色纽扣样凹陷。重症UC中可见到的大范围溃疡是弥漫性溃疡性病变，侧面图像中显示为所谓的彩色纽扣样侧面凹陷。图4b是在中度UC中可见到的弥漫性小溃疡。可见多发的弥漫性浅表小溃疡，结肠带（haustra）消失，呈所谓的铅管状。侧面图像呈线条（spiculation）状。

图4c是CD的多发性溃疡（discrete ulcer）。周围可见轻微半透明状的小溃疡多发（黑色箭头）。介于之间的黏膜正常，还见到侧面凹陷（黄色箭头）。图4d是CD的纵行溃疡，可见2条长的纵行溃疡（黑色箭头）。严格来说，由沿着结肠带的2条纵行溃疡组成。

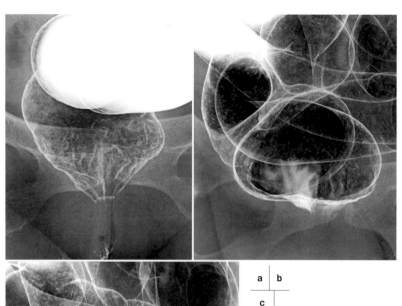

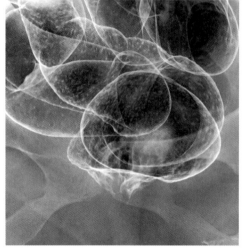

a | b

c

图2 直肠 MALT 淋巴瘤。

a~c X线造影图。在直肠下部后壁中间部位发现黏膜外观凌乱，仅靠双重造影图像分辨不清隆起性病变是否是多发性的、是否混合了凹陷性病变(a)。通过并用涂抹薄薄一层钡的薄层法，本病变被描绘成直肠下部皱襞上的肿胀病变，多发的矮小隆起性病变的集簇，从隆起的性状可以诊断为非上皮性病变(b、c)。肿大皱襞状的隆起性病变感觉是柔软的，在隆起的顶部没发现凹陷。鉴别时可以提出 MPS，但由于病变的主体是直肠后壁，因此可以诊断为 MPS 的可能性低。

3. 肿瘤·狭窄

肿瘤使边缘的阴影缺损增大，扩散到整个肠腔环而发生狭窄。很多肿瘤性疾病发展后，其发育会造成狭窄。另外，炎症性疾病、溃疡性疾病中，糜烂·单发溃疡、环状溃疡、纵行溃疡等症状可引发狭窄。短小的狭窄常常并发炎症性疾病。

发生狭窄时，重要的是鉴别是炎症性疾病的溃疡瘢痕伴发的狭窄，还是肿瘤造成的狭窄。读片、诊断时要关注狭窄部位的性状〔是否有溃疡、在狭窄部的溃疡的凹凸边缘是否有不整齐、花哨，在狭窄的边缘部位是否有肿瘤(狭窄的坡度变化陡峭)〕、在狭窄的口端和肛门端是否见到微细的病变、口端肠道是否扩张等。上皮性肿瘤造成的闭塞的典型表现中苹果核征(apple core sign)比较著名。但是，在恶性淋巴瘤，仅靠X线造影检查难以找出狭窄部位的肿瘤时，必须引起注意(看似炎症造成的狭窄，有时也有可能是恶性淋巴瘤，因此推荐读片时必须将其包括在鉴别中)。

下面介绍典型病例。

1) 小肠癌的 umbrella sign (**图5**)。

X线造影图像中，苹果核征(apple core sign)是上皮性肿瘤所造成狭窄的典型，显示陡峭的突起的部分被只面向一个方向，可见到 umbrella sign，可容易诊断为环状狭窄型小肠癌(**图5a、b**)。内镜图像中空肠上可见2型进展期癌(**图5c**)，手术切除标本中发现口侧肠道扩散(**图5d**)[15, 16]。

2) 回肠恶性淋巴瘤(DLBCL, **图6**)

小肠X线造影图像中，口侧小肠存在伴有轻度

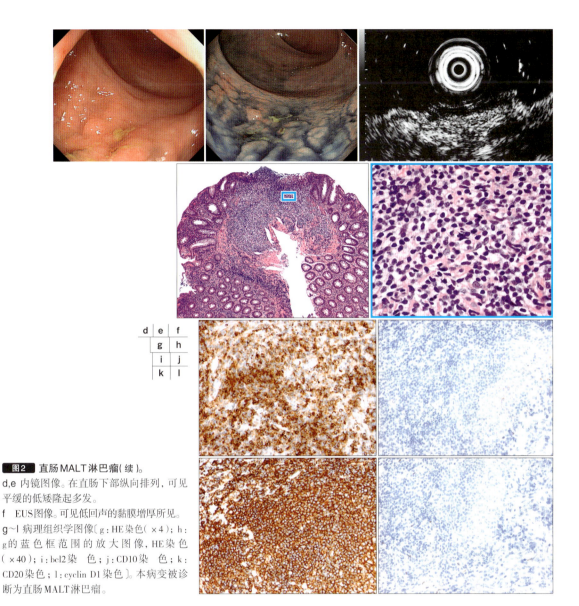

图2 直肠 MALT 淋巴瘤（续）。

d,e 内镜图像。在直肠下部纵向排列，可见平缓的低矮隆起多发。

f EUS图像。可见低回声的黏膜增厚所见。

g~l 病理组织学图像〔g：HE染色（×4）；h：g的蓝色框范围的放大图像，HE染色（×40）；i：bcl2染色；j：CD10染色；k：CD20染色；l：cyclin D1染色〕。本病变被诊断为直肠MALT淋巴瘤。

扩散的短小狭窄。比较平稳地从边缘向狭窄部位过渡，没有上皮性变化。狭窄部位没有明显的溃疡，由于是充盈的影像详细情况不清楚，但狭窄的周边部位未见清晰的异常表现（**图6a、b**）。CT图像中，未见肿瘤样壁增厚表现（**图6c**），但由于患者年龄大，内镜下也未见到肿瘤（**图6d**），因此诊断为缺血性肠炎导致的良性狭窄，实施了气囊扩张术（**图6e~g**）。通过扩张后的活检，诊断为弥漫性大B细胞淋巴瘤（diffuse large B-cell lymphoma；DLBCL）。如本例，在恶性淋巴瘤中，有时难以诊断狭窄部位的肿瘤，就算第一眼看起来像炎症性狭窄，在读片（注意狭窄部位的性状及周围有无微细病变）、鉴别诊断时必须心里考虑肿瘤的存在。

3）缺血性肠炎（狭窄型，**图7**）

X线造影图像中，横结肠上存在纵行溃疡瘢痕、多发性短小狭窄、假憩室。在狭窄部位未见活动性溃疡，也未见肿瘤的表现（**图7a,b**）。用内镜图像可以很容易诊断为炎症性疾病，尤其是缺血性肠炎导致的多发性狭窄[17]（**图7c~f**）。本例中，通过内镜下气囊扩张术狭窄得到改善。

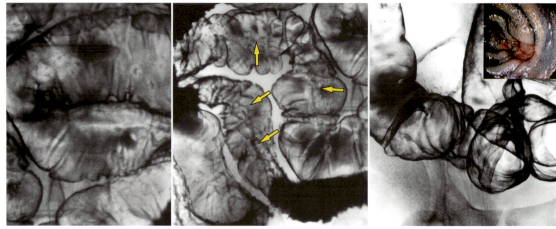

| a | b | c |

图3 小肠糜烂·溃疡的X线造影图像。

a 在CD的空肠发现的多发性小溃疡(discrete ulcers)。在周围，伴有浮肿半透明影像的多发性小溃疡呈线状排列。由于扭曲读片困难，沿着肠系膜同侧，显示2条纵行排列。

b 在CD的空肠发现的纵行溃疡。肠系膜同侧发现长的纵行溃疡。在溃疡周围可见轻度浮肿，还有肠道的变形(黄色箭头)。

c 单纯性溃疡的小肠溃疡。回肠末端的周围存在伴有皱襞集中的单发深陷圆形溃疡(侧面凹陷)。溃疡存在于肠系膜同侧，周围的由浮肿组成的隆起呈现阴影缺损样图像(小图是同部位的靛蓝喷撒图像)。

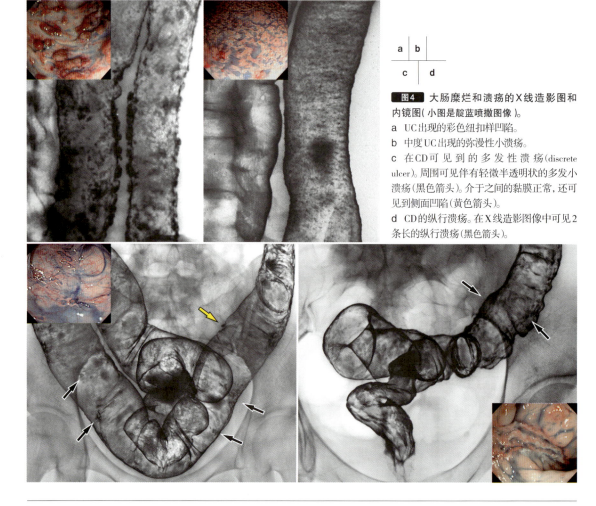

| a | b |
| c | d |

图4 大肠糜烂和溃疡的X线造影图和内镜图(小图是靛蓝喷撒图像)。

a UC出现的彩色纽扣样凹陷。

b 中度UC出现的弥漫性小溃疡。

c 在CD可见到的多发性溃疡(discrete ulcer)。周围可见伴有轻微半透明状的多发小溃疡(黑色箭头)。介于之间的黏膜正常，还可见到侧面凹陷(黄色箭头)。

d CD的纵行溃疡。在X线造影图像中可见2条长的纵行溃疡(黑色箭头)。

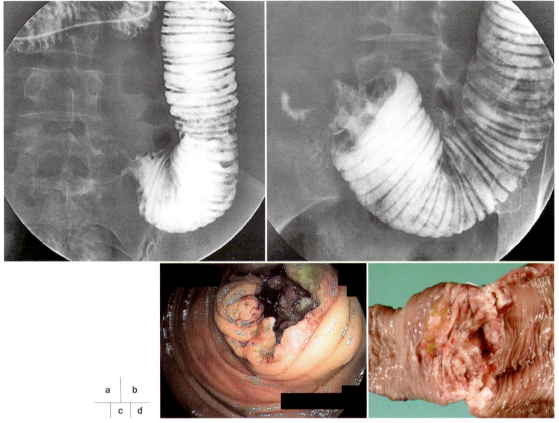

a | b
c | d

图5 小肠癌的 umbrella sign。

a,b X线造影图像。可见到 umbrella sign，可以很容易诊断为环状狭窄型小肠癌。
c 小肠内镜图像。空肠上可见到2型进展期癌。
d 手术切除标本图像。可见在口侧肠道扩散。
〔b~d：摘自齐藤裕辅等.apple-core sign.胃与肠 52;640, 2017〕

4. 浮肿

通过X线造影检查可以很好地描述、诊断肠道黏膜下层的浮肿，在小肠描述为边缘的狭窄和Kerckring皱襞的增厚（皱底增厚），在大肠描述为大肠内腔轻度狭窄的平缓隆起（拇指印征：thumb prints）。X线造影检查可以比内镜检查更高效地描绘浮肿表现，而且可以一眼看清病变范围也对诊断有用。除了感染症和炎症性疾病，肿瘤细胞浸润时也会出现大范围壁增厚。

下面介绍典型病例。

1）嗜酸细胞性小肠炎（**图8**）

上部内镜的泛影葡胺造影中，从十二指肠到空肠上部发现明显的浮肿影像（**图8a**）。在本例中只检查充盈影像，即可诊断为嗜酸细胞性小肠炎，X线造影检查对掌握病变的范围和病变状态有用。在小肠内镜检查中，见到Kerckring皱襞的浮肿性肿大，与X线造影图像形成很好的对比（**图8b、c**）。活检中，发现黏膜固有层的淤血和以嗜酸细胞、浆细胞为主的炎症性细胞浸润。在嗜酸细胞浸润最多的部位计数的结果为54个/HPF（high power field），被诊断为嗜酸细胞性小肠炎（**图8d,e**）[18]。

2）肠系膜静脉硬化（**图9**）

灌肠X线造影检查发现右侧结肠中心浮肿性变化（拇指印征）。沿着肠道壁存在钙化现象（**图9a、b**）。在内镜图像也见到从暗紫色到青铜色的黏膜和伴有明显浮肿的发红的黏膜（**图9c~f**）。活检中，在黏膜间质的血管壁和黏膜肌层中发现呈马森染色（Masson trichrome染色）阳性、刚果红染色阴性的嗜

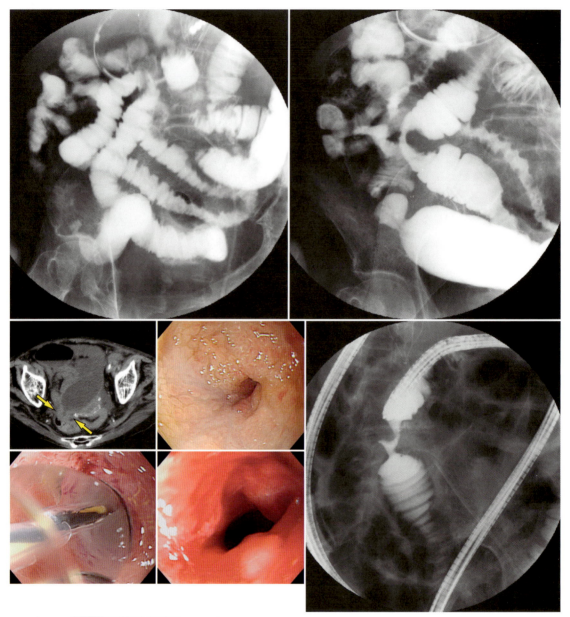

图6 回肠恶性淋巴瘤(DLBCL)。

a	b
c	d
e	f

g

a,b 小肠X线造影图像。可见在口侧小肠轻度扩散的短小狭窄(a)。比较平稳地从边缘向狭窄部位过渡，没有上皮性变化。狭窄部位没有明显的溃疡，由于是充盈的影像详细情况不清楚，但在狭窄的周边部位未见清晰的异常表现(b)。

c CT图像。未见肿瘤样壁增厚表现(黄色箭头)。

d 小肠内镜图像。未见肿瘤。

e~g 诊断为缺血性肠炎导致的良性狭窄，实施了气囊扩张术。

酸性无组织构造的沉淀物，未见钙化(图9g、h)现象。(这些是)与肠系膜静脉硬化不矛盾的表现[19]。

5. 挤压表现、收缩表现

挤压表现、收缩表现也可以比X线造影检查更有效地进行描绘、诊断。黏膜表面正常，因此在内镜下常常会被遗漏掉，这时不仅对黏膜，对黏膜下层、固有肌层、浆膜下层、浆膜层也可以进行诊断的X线造影检查是最佳选择。读片时要小心

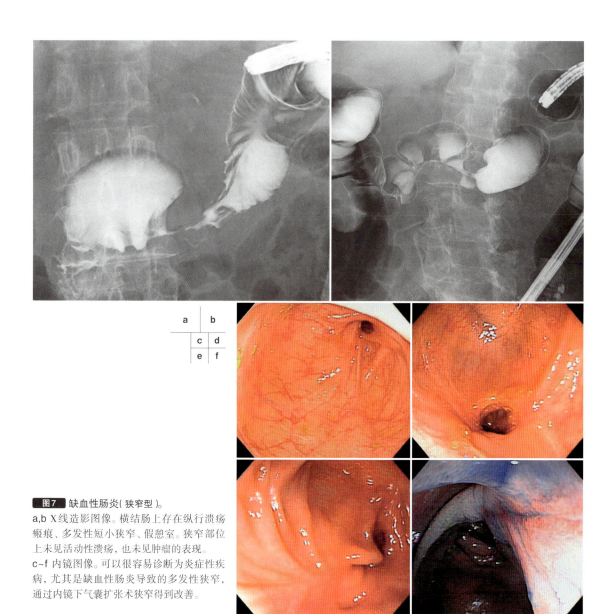

a	b
c	d
e	f

图7 缺血性肠炎(狭窄型)。

a,b X线造影图像。横结肠上存在纵行溃疡瘢痕、多发性短小狭窄、假憩室。狭窄部位上未见活动性溃疡，也未见肿瘤的表现。

c~f 内镜图像。可以很容易诊断为炎症性疾病，尤其是缺血肠炎导致的多发性狭窄，通过内镜下气囊扩张术狭窄得到改善。

沿着肠道边缘，注意壁上有无平缓的微小的变形。收缩表现是肿瘤性、炎症性肿瘤，显示出包括癌性腹膜炎和转移性小肠／大肠癌在内的病变向黏膜下层以深发展的不良表现，本所见也是可以通过捕捉伴有皱襞集中的边缘肠管壁变形，可以揭示和诊断[20, 21]。

下面介绍典型病例。

1）壁外发育型GIST（图10）

在X线造影图像中，在空肠上部的一侧发现轻微的肠管壁变形。变形平缓，黏膜表面未见异常。

另外，在肠管壁外没有肠管的部位发现空白(blank space)，说明该部位存在肿瘤[11, 12]（图10a~c）。在内镜图像的黏膜表面只捕捉到轻微的变化，如果不注意观察会被遗漏掉（图10d）。CT图像中，在肠管壁外发现正在发育的大的肿瘤（图10e），在手术切除标本和病理组织图像中被诊断为管外发育型GIST（图10f~j）。

2）收缩表现的X线造影所见（图11）

图11a是胃癌的道格拉斯窝（Douglas窝）转移病例。可见揭示向RS部位前壁的伸展不良的收缩

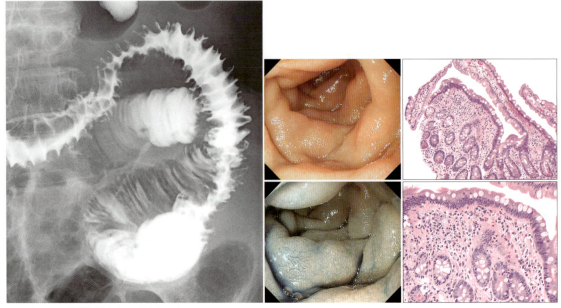

a | b d
    c e

图8 嗜酸细胞性小肠炎。

a　X线造影图像。在从十二指肠到空肠上部存在明显的浮肿。

b,c　小肠内镜图像。可见环状皱襞(Kerckring 皱襞)的浮肿性肿大。

d,e　活检组织图像(HE染色，d：×10，e：×20)。发现黏膜固有层的淤血和以嗜酸细胞、浆细胞为主的炎症性细胞浸润。在嗜酸细胞浸润最多的部位的计数结果为54个/HPF(high power field)，被诊断为嗜酸细胞性小肠炎。

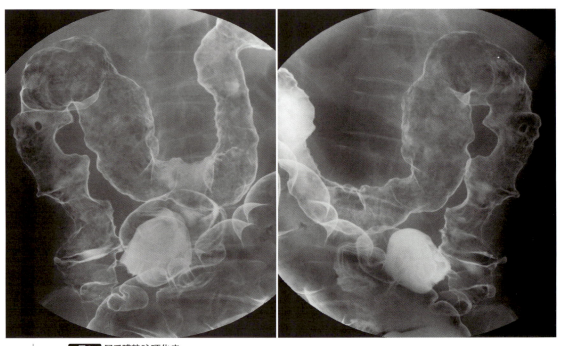

a | b

图9 肠系膜静脉硬化症。

a,b　灌肠X线造影图像。可见右侧结肠中心浮肿性变化(拇指印征)。沿着肠道壁还发现钙化现象。

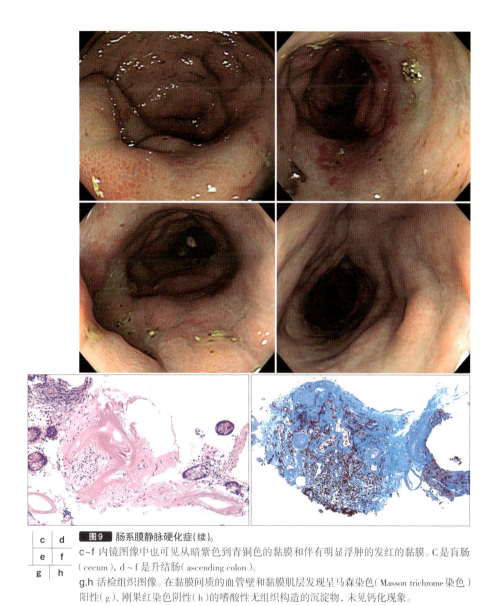

c	d
e	f
g	h

图9 肠系膜静脉硬化症（续）。

c～f 内镜图像中也可见从暗紫色到青铜色的黏膜和伴有明显浮肿的发红的黏膜。C是盲肠（cecum），d～f是升结肠（ascending colon）。

g,h 活检组织图像。在黏膜间质的血管壁和黏膜肌层发现呈马森染色（Masson trichrome染色）阳性（g）、刚果红染色阴性（h）的嗜酸性无组织构造的沉淀物，未见钙化现象。

表现和口侧肠道狭窄所见。

图11b～d是胰腺癌的癌性腹膜炎病例。以乙状结肠为中心，可见大肠伸展不良和一侧的变形（图11b）。通过薄层法，发现多发的SMT样变化，可以诊断为转移性大肠癌（图11c）。在直肠的侧面影像中，可见道格拉斯窝转移导致的伸展不良和口侧肠道一侧的SMT样变形（图11d）。

图11e、f是肠系膜脂膜炎病例。在X线造影图像中，在RS～乙状结肠的黏膜表面未见上皮性变化，可见肠道的一侧性伸展不良，在肠系膜连接侧表现最明显，可以诊断为肠系膜脂膜炎（图11e）。在内镜图像中，只发现管腔狭窄化和黏膜的凹凸，只靠内镜图像诊断不够充分（图11f）。

图11g～i是大肠放线菌感染病例。在X线造影图像中，在横结肠上发现伴有皱襞集中的一侧肠管壁变形，在黏膜表面发现锯齿状不整齐现象。可

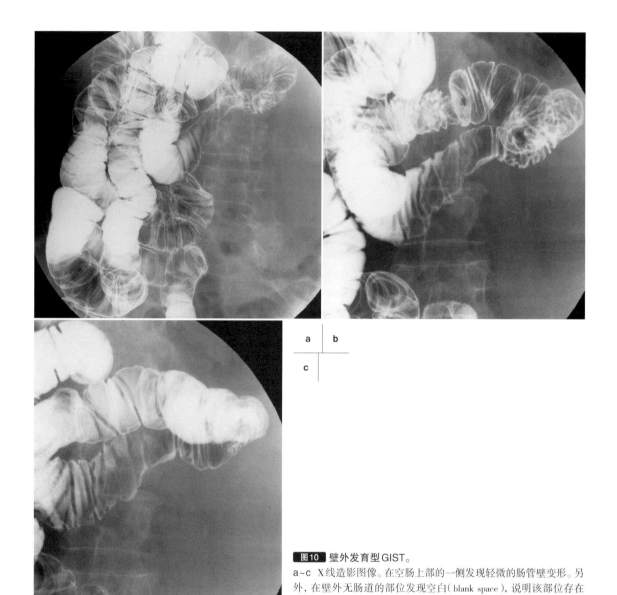

a | b
c

图10 壁外发育型GIST。

a~c X线造影图像。在空肠上部的一侧发现轻微的肠管壁变形。另外，在壁外无肠道的部位发现空白(blank space)，说明该部位存在肿瘤。

以考虑到黏膜下层以深存在肿瘤, 是肿瘤还是炎症难以做出鉴别(**图11g**)。内镜图像也与X线造影图像一致, 可见到伴有皱襞集中和发红的结节状黏膜, 黏膜表面未见恶性变化(**图11h**)。活检中发现脓肿和放线菌导致的颗粒(surfur granule), 诊断为大肠放线菌病[22] (**图11i**)。

结语

(本文)通过具体病例揭示了下消化道X线造影图像的形成过程。近年来, 不会操作X线造影检查, 不会读片的医生在增多, 如本文中也提到, X线造影检查和内镜检查是消化道形态诊断学上的两种诊断手段, 是相互补充完善的检查。掌握检查技

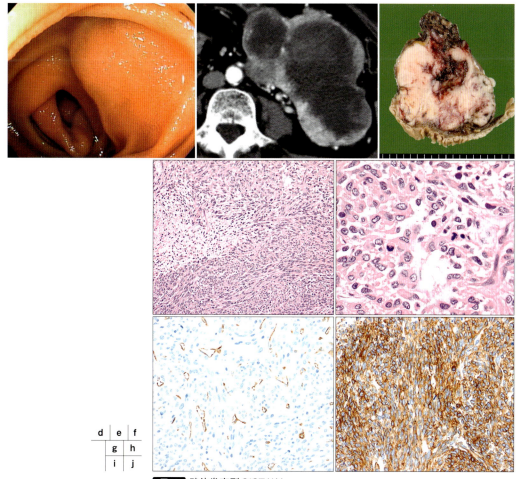

d	e	f
g	h	
i	j	

图10 壁外发育型GIST（续）。
d 内镜图像。在黏膜表面只捕捉到正常的轻微变化。
e CT图像。在壁外发现正在发育的大的肿瘤。
f 手术切除标本。
g~j病理组织图像〔g：HE染色（×10），h：HE染色（×40），i：CD34染色，j：c-kit染色〕。
诊断为肠道外发育型GIST。

能需要时间，想要一次学会其信息量庞大，与仪器拍照的内镜检查相比，拍摄到优美的影像时心情会非常快乐，希望年轻医生也一定要向X线造影检查发起挑战。希望在小肠气囊内镜检查中发现病变时，从充盈表现和挤压表现的内镜拍照开始，比较内镜图像和X线造影图像，习惯于分析造影所见。另外，在大肠，对于内镜检查难以诊断的炎症性疾病及内镜下难以了解全貌的病例，通过实施X线造

影检查并进行对比，体会其有用性。

参考文献

[1] Yamamoto H, Sekine Y, Sato Y, et al. Total enteroscopy with a nonsurgical steerable double-balloon method. Gastrointest Endosc 53:216-220, 2001

[2] Hartmann D, Eickhoff A, Tamm R, et al. Balloon-assisted enteroscopy using a single-balloon technique. Endoscopy 39 (Suppl 1)：E276, 2007

[3] Tsujikawa T, Saitoh Y, Andoh A, et al. Novel single-balloon enteroscopy for diagnosis and treatment of the small intestine:

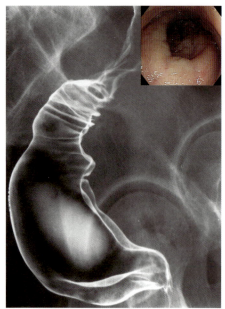

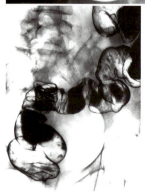
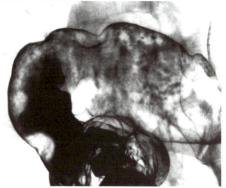
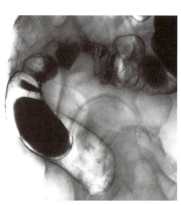

a	b	c	d

图11 收缩表现的X线造影所见。

a 胃癌的道格拉斯窝(Douglas窝)转移病例。可见揭示向RS部位前壁的伸展不良的收缩表现和口侧肠道狭窄所见。(插入的小图是同一部位的内镜图像)。

b~d 胰腺癌的癌性腹膜炎病例。以乙状结肠为中心可见大肠的伸展不良和一侧的变形(b)。通过薄层法,可发现多发的SMT样表现(c)。直肠的侧面影像中,道格拉斯窝转移导致的伸展不良的口侧肠道的一侧的SMT样变形(d)。

preliminary experiences. Endoscopy 40:11-15, 2008

[4] Raptopoulos V, Schwartz RK, McNicholas MM, et al. Multiplanar helical CT enterography in patients with Crohn's disease. Am J Roentgenol 169:1545-1550, 1997

[5] Godefroy C, Pilleul F, Dugougeat F, et al. Value of contrast-enhanced MR enterography in pediatric Crohn's disease: preliminary study. J Radiol 86:1685-1692, 2005

[6] 齐藤裕辅, 渡二郎, 横田钦一等. X线检查上部消化道炎症性疾病的有用性. 胃与肠 38:947-960, 2003

[7] 松井敏幸, 平井郁仁, 别府孝浩等. 小肠疾病的X线鉴别诊断——从基本所见看鉴别的进展方向. 胃与肠 43:453-468, 2008

[8] 八尾恒良(监),「胃与肠」编集委员会(编). 胃与肠图集Ⅱ 下消化道, 第2版. 医学书院, 2014

[9] 垂石正树, 齐藤裕辅, 小泽贤一郎等. 小肠检查法——小肠X线检查. 胃与肠 43:417-426, 2008

[10] 齐藤裕辅, 富永素矢, 垂石正树等. 早期大肠癌的精密影像诊断——灌肠X线诊断. 胃与肠 45:784-799, 2010

[11] 渕上忠彦, 堺勇二, 市丸寿彦等. 以出血为主要症状的小肠肿瘤诊断. 胃与肠 27:767-776, 1992

[12] 矢田亲一朗, 松本主之, 鸟巢刚弘等. 1例小肠胃肠道间质瘤(gastrointestinal stromal tumor, GIST). 胃与肠 39:695-699, 2004

[13] 松井敏幸, 关刚彦, 八尾建史等. 炎症性小肠疾病的双气囊小肠镜检查——与X线检查的比较. 胃与肠 40:1491-1502, 2005

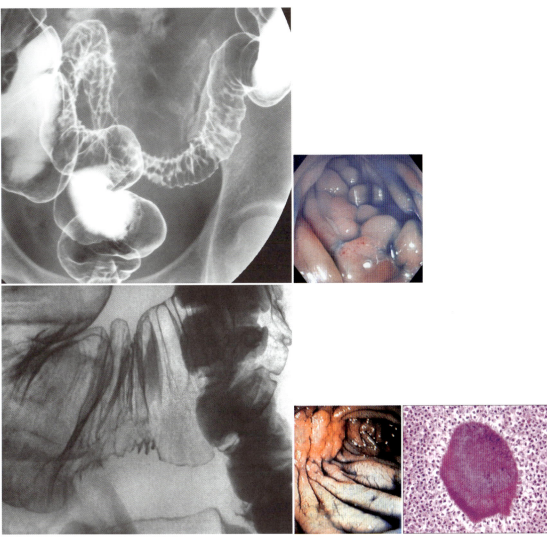

图11 收缩表现的X线造影所见（续）。

e f
g h i

e,f 肠系膜脂膜炎例。X线造影图像中，在RS～乙状结肠的黏膜表面未见上皮性变化，可见肠道的一侧的伸展不良，在连接着肠系膜一侧的表现最明显（e）。内镜图像中只见到管腔狭窄化和黏膜的凹凸（f）。

g～i 大肠放线菌感染病例。X线造影图像中，在横结肠可见到伴有皱襞集中的一侧肠管壁变形，在黏膜表面可见到锯齿状不整齐（g）。内镜图像也与X线造影图像一致，可见到伴有皱襞集中、伴有发红的结节状黏膜，在黏膜表面未见恶性变化（h）。活检中发现脓肿和放线菌导致的颗粒（surfur granule），诊断为大肠放线菌病（i）。

[14] Graham DY, Opekun AR, Willingham FF, et al. Visible small intestinal mucosal injury in chronic NSAID users. Clin Gastroenterol Hepatol 3:55-59, 2005

[15] 齐藤裕辅. 小肠癌. 面向专业医生的消化病学. 医学书院, pp 244-248, 2005

[16] 齐藤裕辅, 杉山隆治. apple-core sign. 胃与肠 52:640, 2017

[17] 白壁彦夫. 缺血性肠炎的临床和病理. 胃与肠 16:243, 1981

[18] 清水诚治. 嗜酸性粒细胞性胃肠炎（eosinophilic gastroenteritis）. 胃与肠 47;814-815, 2012

[19] Iwashita A, Yao T, Schlemper RJ, et al. Mesenteric phlebosclerosis：a new disease entity causing ischemic colitis. Dis Colon Rectum 46;209-220, 2003

[20] 岩下生久子, 牛尾恭辅, 岩下明德等. 转移性小肠肿瘤的影像诊断. 胃与肠 38:1799-1813, 2003

[21] 小林广幸, 渕上忠彦, 堺勇次等. 转移性大肠癌的形态学特征——以X线照片为中心. 胃与肠 38:1815-1830, 2003

[22] 太田智之, 村上雅则, 折居裕等. 放线菌感染症（Abdominopelvic actinomycosis）. 胃与肠 37:389-394, 2002

Summary

Analysis of Radiographic Findings Components in the Small Intestine and the Colon

Yusuke Saitoh[1], Masaki Taruishi,
Takahiro Sasaki, Ryuji Sugiyama,
Ryuji Sukegawa, Motoya Tominaga,
Yuhei Inaba, Kenichiro Ozawa,
Jiro Watari[2], Mikihiro Fujiya[3],
Toshikatsu Okumura

The two main structural features identified in the delineation of barium–based contrast radiographic images of the small intestine and colon include protrusions, which appear as sites of barium translucency, and depressions, which appear as sites of barium collection. Radiography of the small intestine and colon frequently reveals complicated mixtures of these structural features. Accurately identifying single and/or multiple polypoid lesions, depressed and protruded lesions, and interpreting en face (translucent and barium collection) and lateral (filling defect/wall deformity and niche) images can be challenging. Radiograpic images will be more complicated by the addition of intestinal or bowel twist and sometimes resulted in an incorrect diagnosis.

Moreover, hence radiographic images are described by two dimensional ones converted from three dimensional original small intestine and the colon, we have to reconstruct to original three dimensional macroscopic findings in our brain from two dimensional radiographic images. Radiographic images must also be cautiously scanned for abnormalities of the borders and mucosal surfaces of the small intestine and colon. Only after careful analysis of the aforementioned complications, endoscopic and macroscopic findings of the lesions can be accurately interpreted, leading to a correct diagnosis.

[1] Digestive Disease Center, Asahikawa City Hospital, Asahikawa, Japan
[2] Division of Gastroenterology, Department of Internal Medicine, Hyogo College of Medicine, Nishinomiya, Japan
[3] Department of Gastroenterology, Hematology and Oncology, Asahikawa Medical University, Asahikawa, Japan

专题 消化道影像的形成过程

常规内镜图像的形成过程

——食道

平泽 大 [1]
前田 有纪
长南 明道
奥薗 徹
铃木 宪次郎
阿部 洋子
五十岚 公洋
名和田 义高
海野 修平
田中 一平
井上 薪
荒川 典之
伊藤 聪司
友兼 正太郎
中堀 昌人
松田 知己

摘要●通过常规内镜观察获知的信息有色调、凹凸的变化、黏膜性状等。构建物体的物质具有吸收特定波长的性质，"颜色"是没有被吸收而是被反射的光线反映到大脑上形成的。食道壁内的色素几乎都是血红蛋白(Hb)，因此根据其吸收特性食道黏膜呈红色。根据Hb的含量红色的深度会发生变化。凹凸的变化是根据光线的角度其光线含量出现差异，大脑通过认知到其差异(光和影)感受到立体感。光线在光滑的食道黏膜易形成镜面反射，因此可以观察到强烈的光泽，但癌症部位等的表面存在微细的凹凸，光泽会消失。本文解释了内镜观察食道所需的光线的特性。

关键词 色调 隆起 凹陷 黏膜性状 光学特性

[1] 仙台厚生医院消化内科 〒980−0873 仙台市青叶区广濑町4−15
E−mail : hirasawa@sendai−kousei−hospital.jp

前言

我们所处的环境充满了光线。我们从小时候开始就可以见到光，并感知它，但详细研究色彩、立体感、物体的质感等的机会少。消化道内镜观察中可以了解到黏膜的色调、凹凸的变化、性状和状态等，但这只是在直觉上对这些进行诊断。你有逻辑地详细理解了内镜图像的形成过程了吗？本文重申了光的特性、感知光线的大脑的作用，解释了食道黏膜的色调的形成过程、光和影形成立体感的原因、黏膜性状的特征。

光的特性

广辞苑(译注：日本的辞海)对"光"的解释是"刺激眼睛，使人感觉到亮度的物质"。实际上在自然科学、物理学、宗教、哲学等各个领域中，"光"的含义和概念都不同。即，前述的"光"是自然科学领域中的"可见光线"，自然科学领域中的还包括红外线和紫外线等，还有电磁波的一部分统称为"光"。形成本次的主题"常规内镜表现"的"光"是自内镜发射出的"光"，可以认为是"可见光线"的同义词。先从解释这个"可见光线"的特性开始。

"可见光线"是指波长为380~780nm的电磁波。

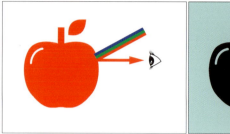
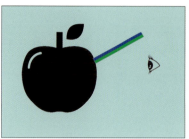

图1 苹果显示红色的原因。

a 苹果的表面吸收蓝色光和绿色光,但反射红色光。其反射光被视网膜感知到,因此苹果被认知为红色的。

b 没有红色光时,照射到苹果的光线全部被吸收,看到的苹果是黑色的。

这些"光"可以用棱镜将其分成不同颜色成分。但是,"色"是"光"的某一成分到达视网膜内的视细胞,其刺激被大脑感受而形成的,并不是"光"中有"色"。如此,"光"和"色"是完全不同,却又有密不可分的关系。

感知光的视细胞中有在较亮处起作用的"视锥细胞"和在较暗处起作用的"视杆细胞"。其中能够感受"色"的细胞是"视锥细胞"。"视锥细胞"根据波长特性的不同分为3种,即,①主要对可见光区域中短波长区灵敏度高的小型视锥细胞,②主要对可见光区域中中波长区灵敏度高的中型视锥细胞,③主要对可见光区域长波长区灵敏度高的大型视锥细胞。大体上讲,小型视锥细胞感知蓝色,中型视锥细胞感知绿色,大型视锥细胞感知红色。包围我们生活的无数的"色"都是通过这3种视锥细胞对"光"的感受生成的刺激的比例和量形成的。顺便说一下,"白"是包含所有可见光线的状态,"黑"是没有可见光线的状态。

有颜色的物体是由物质构成的,而物质具有吸收特有波长的性质。物体的颜色是,白色光的一部分被物质吸收,其余的被反射,其刺激通过眼睛传递到大脑中形成感知的。即,被看成红色的物体是因为该物体没有吸收红色光而是将其反射,其反射光经眼睛被大脑感知到而形成的(图1)。

并且,光线遇到物质时会发生反射、吸收(发热)、散射、穿透、屈折、干扰等各种现象。由于消化道的管腔内颗粒少,消化道壁反射的光线因"光的直进性"这一性质可以形成更鲜明的影像。当然,如果管腔内存在水气(雾)及黏膜表面存在微小灰尘等,光线遇到这些物体会发生漫反射,内镜图像会出现歪斜或模糊。对于这些机制不做详细解释,但

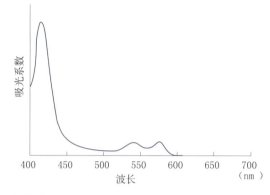

图2 Hb的吸收特性。

为了得到明显的内镜图像,必须在洗净黏膜和空气干净的条件下进行观察。

食道壁色调的形成过程

色素的定义是通过吸收或释放可见光线赋予物体颜色的物质的总称。一般认为消化道壁内存在的色素几乎都是血红蛋白(Hb)。顺便说一下,消化道内腔还存在食物中的类黄酮和叶绿素等外源性色素及胆色素等。如前所述,Hb也具有吸收特定波长的性质,它以如图2的415nm的波长为波峰吸收蓝光~绿光。因此,难以吸收的长波长的红色被大量反射,形成了红色的黏膜。

图3a是白光观察下的食道黏膜。按RBG分解该图像,R(红)是图3b,G(绿)是图3c,B(蓝)是图3d。R几乎不被Hb吸收,因此照射的R成分差不多都会反射到内镜的CCD(图3b)。血管中存在很多Hb,因此G和B被吸收很多,血管显示黑色(图3c、d)。将这些R、G和B合成在一起时,只有血管因为

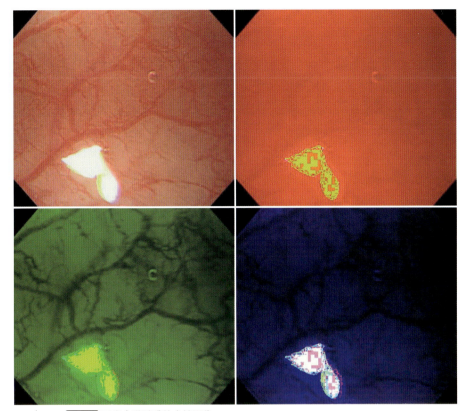

几乎没有G成分和B成分只剩下R成分,血管即显示为红色。另一方面,在血管外的区域G和B会发生一定程度的反射,大量的R和中等量的G/B被合成在一起,白色增强而显示出浅红色(粉色)。顺便说一下,在Hb多的血管中因R成分反射强烈所以红色会增加,但实际上是如图3b所示观察不到血管。那是因为血管反射的R成分实际上被消化道内的细小粒子(细胞内的构造物及细胞膜等)反复反射,光子发生散射。

在癌症部位一般是血管增生活跃。因此,Hb的绝对量增加,白色光中的G/B成分被吸收的更多,病变部位可以观察到发红色调(图4)。但是,高分化型扁平上皮癌变得角化倾向更严重。角化严重使光的透射性下降,大部分光线会被反射,因此角化严重的病变呈白色调。同样,炎症严重的区域血管增生亢奋,因此变成红色调。

另一方面,瘢痕部分会发生纤维化,因此血管的减少和透射性变弱使反射增强,显示为白色调(图5)。

食道壁凹凸的形成过程

我们生活的环境是三维空间(3D),内镜下观察的食道也是3D的。但是,实际上显示器中显示出来

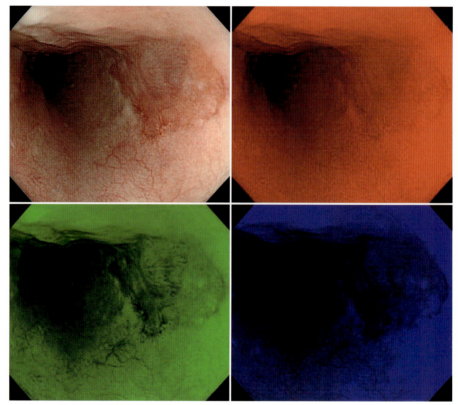

a	b
c	d

图4 浅表性食管癌(0-Ⅱc型)的内镜图像。

a 常规光学观察。在画面的右侧可见红色的平坦的凹陷性病变。病变部位边界清晰，与周围正常黏膜相比，光泽消失。

b a的红色成分图像。图像整体上呈红色调。红色成分大部分被食道壁反射。幸运的是存在凹陷能够产生阴影，因此勉强可以辨认出病变部位，但理论上来讲，与正常黏膜相比在色调上没有什么差异。

c a的绿色成分图像。Hb量多的病变部位吸收更多的绿色，因此其明亮程度低于正常黏膜部位(色调会变成黑色)。

d a的蓝色成分图像。与图3d一样，多数在食道壁表面被反射，因此整体有明亮程度提高，但Hb多的病变部位的明亮程度稍微下降。

的是2D图像，我们从这种2D图像中无意识地感知到纵深和凹凸的变化。2D图像在大脑的作用下被感知为3D图像。**图6a**是组合了梯形、月牙形和椭圆形的图形。改变该图形的颜色和亮度，可以形成平坦凹陷的立体视觉(**图6b**)(由于大脑的错视有时也会看成表面隆起)。并且，通过增加颜色渐变，得到更加明显的立体感(**图6c**)。

上皮的角质使食道黏膜表面显得光滑。由于黏膜光滑，内镜照射的光线差不多均匀地被吸收和反射。因此正面明亮，越往深处光量逐渐均匀减少，亮度平稳地下降。如果发生凹凸变化，凸出部分光线集中而变得明亮，被遮挡住的部分则形成阴影。

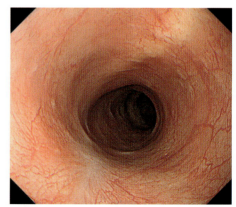

图5 食道ESD后瘢痕的内镜图像。在1点钟和6点钟方向可观察到瘢痕带。由于黏膜内纤维化使Hb量下降，由于光线的反射增强，呈白色调。

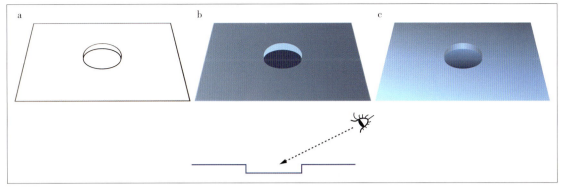

图6 平面(2D)的立体视觉图(3D)。

a 组合梯形、月牙形、椭圆形的2D图像。椭圆部分被视成凹陷。
b 给a上色的图。降低深色部分的亮度，更容易感知到凹陷。
c 增加了颜色渐变效果。通过亮度之差，立体感更加明显。

同样，凹进的部分光线难以到达，光量减少，随着层次差在远侧形成阴影。我们根据这些光暗对比感知隆起和凹陷。

感知凹凸时有需注意的事项。必须要知道，食道壁具有柔软、变形的特征。**图7a**是胸部中部食道(Mt)的发红病变。靠近时可见病变轻微凹陷(**图7b**)。**图7c**是ESD (endoscopic submucosal dissection)的新鲜手术切除标本。**图7d**是病变部位的放大图像，光线从正上方照射。另外，**图7e**是光线从斜上方照射的图像。在**图7e**中通过阴影使病变出现立体感，在固定标本(**图7f**)中隆起更加明显。在病理组织图像中也可以见到病变部位的隆起(**图7g~i**)。本病变在内镜观察中只能感知为凹陷性病变，但实际上是呈扁平隆起的。其原理如**图8a**所示，发展到食道壁的病变显示扁平隆起，但实际上食道壁是柔软的，形成曲面，因此如果存在有一定硬度的肿块，即成为内翻形状，病变可以感知成凹陷。相反的，如**图8b**凹陷性病变在体内有时也会观察为隆起。

凹凸的变化就如同**图7d**和**图7e**不同一样，根据光线照射方式及气体量，有时观察方式会不同。观察病变时不仅是正面观察，斜向观察及变化气体量再观察也很重要。

食道黏膜性状的形成过程

食道黏膜与其他消化道黏膜不同，其特征是有光泽。从病理组织学角度观察食道黏膜，与腺管的其他消化道黏膜相比，非常均匀而光滑。

当光线照射到光滑的平面时，反射光以与入射光射入的角度相同的角度向一定方向反射。即，很容易形成入射角和反射角相同的镜面反射，可得到有光泽的内镜图像(**图9a**)。

在存在细微凹凸变化的上皮性癌病变等，照射到表面的光线会向各个方向反射(漫反射)(**图9b**)。在如此粗糙的表面镜面反射少，表面失去光泽(**图4a，图10**)。另一方面，黏膜下肿瘤如果没有形成溃疡和糜烂，表层会被光滑的黏膜覆盖，因此可以观察到有光泽的隆起(**图11**)。通过观察黏膜性状的质感的差异，可以感知到黏膜的变化。

结语

本文解释了食道内镜观察中的有关色调的变化、凹凸的变化、黏膜性状的变化的内镜图像的形成过程。颜色搭配、隆起/凹陷、平滑/粗糙的变化通过直觉就可以理解，但通过有逻辑地了解这些图

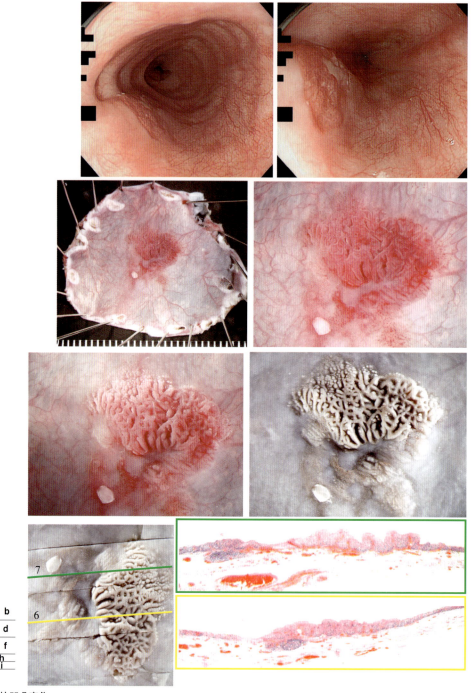

图7 食道病变的凹凸变化。

a　胸部中部食道发红病变的常规内镜图。在8点钟方向上可见到病变。

b　病变的近距离图像。病变部位呈凹陷状, 病变类型诊断为0-Ⅱc.

c　ESD的新鲜手术切除标本。

d　新鲜手术切除标本病变部位的近距离图像(×25)。从标本的正面照射光线。难以判断病变部位是凹陷的还是凸出的。

e　与d相同结构的图像(×25), 但光线是从斜上方照射的。通过使病变部位发生明暗, 可以观察到凸出的病变部位。

f　病变部位固定标本(×25, 从斜上方照射光线)。病变部位隆起, 呈现与内镜观察不同的形态。

g~i 病变部位的 mapping 图(g)和高倍放大成像(h、i)。h 是切片7的高倍放大成像, i 是切片6的高倍放大成像。病变部位通过周围的黏膜显示隆起。

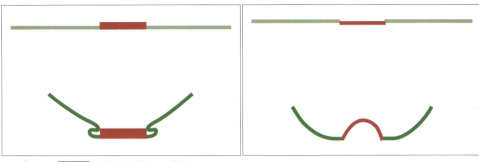

| a | b |

图8 柔软的黏膜的凹凸错觉。

a 红线部分是病变,绿线为食道黏膜。上面的示意图是黏膜拉长的隆起性病变。实际上食道呈圆弧状且柔软。因此,有硬度的隆起性病变处于如下面的示意图的状态,可能会被认为是凹陷性病变。

b 凹陷性病变示意图。如果凹陷部分柔软,在体内食道有时会观察到隆起。

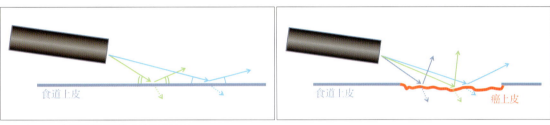

| a | b |

图9 黏膜性状的形成过程。

a 镜面反射。正常的食道扁平上皮差不多是平坦的,因此入射角和反射角相等(镜面反射)。在此状态下,可以得到光滑且有光泽的图像。一部分入射光线如虚线一样被食道壁吸收。

b 漫反射。癌症和腺上皮形成微小的凹凸变化。因此,入射光向各个角度反射(漫反射),失去润滑和光泽。

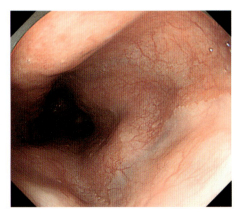

图10 Barrett食管的常规内镜图像。口侧的扁平上皮几乎是平坦的,因此黏膜光滑而有光泽。另一方面,Barrett食管上皮的光泽减少。本例的Barrett食管上皮属于非癌症,腺管结构比较整齐,黏液也均匀分布,因此形成比癌部位光滑的图像(与图4a的0–Ⅱc部分比较,可以了解到光泽、光滑度的差异)。

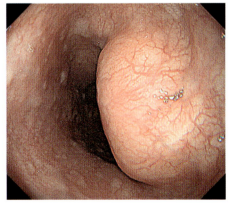

图11 食道的平滑肌瘤。由于覆盖着正常黏膜,病变部位未失去光泽。随着光线照射量的不同,隆起部位的亮度会不同。

像形成过程, 可以更加深入理解内镜诊断学。希望
对今后的临床诊断有所帮助。

Summary

Schema of Endoscopic Imaging in Esophageal Endoscopy
—Esophagus

Dai Hirasawa[1], Yuki Maeda,
Akimichi Chonan, Tooru Okuzono,
Kenjirou Suzuki, Yoko Abe,
Kimihiro Igarashi, Yoshitaka Nawata,
Shuhei Umino, Ippei Tanaka,
Shin Inoue, Noriyuki Arakawa,
Satoshi Ito, Shoutarou Tomokane,
Masato Nakahori, Tomoki Matsuda

Endoscopic examinations can provide information such as color tone, unevenness of the mucosal surface, and characteristics of the mucosa. Each substances that constitute an object have the particular property of absorbing light of certain wavelengths ; "color" is the light that is reflected without being absorbed and is recognized by the brain. Hb (hemoglobin) is responsible for most of the pigment within the esophageal wall ; therefore, the esophageal mucosa is reddish due to the light absorption characteristic of Hb. The degree of redness depends on the quantity of Hb within the target. The unevenness of the mucosal surface leads to a difference in the light intensity due to the difference in the angle at which the light falls. The brain recognizes such differences (light and shadow), thereby identifying the stereoscopic effects. The smooth esophageal mucosa is glossy because light can easily reflect ; however, the gloss disappears in the presence of fine irregularities on the mucosal surface, such as in cancer. In this article, we describe the characteristics of light necessary for the endoscopic examination of the esophagus.

[1] Department of Gastroenterology, Sendai Kousei Hospital, Sendai, Japan

专题 消化道影像的形成过程

常规内镜图像的形成过程

——早期胃癌伸展不良所见的形成过程

长浜 孝[1]

小岛 俊树[2]

中马 健太

八尾 建史

田邉 宽[3]

原冈 诚司

摘要●本文概述了早期胃癌的常规内镜图像中可见到的伸展不良所见的形成过程。T1a~T1b1是胃壁强伸展下保持与非肿瘤黏膜相同伸展性的(伸展良好)癌症。早期胃癌中可见到伸展不良所见的具有代表性的病变状态有2种,即大量浸润到黏膜下层(SM)深部的癌(T1b2)和合并溃疡(瘢痕)的癌〔T1a、UL2,T1b、UL2〕。T1b2的原因是癌细胞肿块、炎症细胞浸润、癌性纤维症,引起有区域的块状增厚和硬化。通过内镜通气使胃壁足够伸展时,由于SM浸润部位的伸展不良,与非浸润部的伸展性不同而出现梯形升高表现。另一方面,在T1a~T1b1也是一样,如果并发溃疡(瘢痕),主要由于黏膜下层的纤维化,出现增厚和硬化,可见代表皱褶集中影像的伸展不良所见。但是,由于纤维化的形状区域性不清晰,胃壁在高度伸展下,集中的皱褶会聚集在瘢痕中心点上,走向呈直线而不伴有升高,即梯形升高所见为阴性。

关键词 常规内镜 伸展不良所见 梯形升高所见 黏膜下层浸润 溃疡瘢痕 浸润深度诊断

[1] 长浜诊所 〒815-0035 福冈市南区向野2丁目5-7MEDICAL PARK 大桥2F
　　E-mail : nagahamagogo@gmail.com
[2] 福冈大学筑紫医院内镜部
[3] 同 病理部

前言

伸展不良所见(poor distensibility of the wall)原来是作为X线造影所见的基本术语出现的,其定义是"在钡剂充盈表现及双重造影象中,通过让胃膨胀使胃壁伸展,也会因胃壁的硬化而伸展不良的状态"[1]。伸展不良所见也以同样的含义用作内镜检查的基本术语[2],对于胃癌,胃形状的变形及胃体部大弯而出现皱褶展开不良等时,判定为伸展不良所见,可诊断为浸润到T1b2以深部位的癌症。在广义上的伸展不良所见中,不仅是癌症,还可以发现胃壁伸展性恶化的因素,即伴有炎症细胞浸润、浮肿、纤维化等的炎症性疾病、变性疾病、淋巴增生性疾病,还有壁外的炎症和肿瘤浸润[3]。因此,根据随着壁伸展的强弱而变化的病变形态,推测硬化程度,可以鉴别诊断各种疾病状态。

早期胃癌根据通过输气使胃壁伸展的程度大小,形态很容易发生变化(**图1**)。尤其是没有并发溃疡(瘢痕)的UL1、黏膜内癌(T1a)的伸展性良好已得到人们共识。病理组织学上没有硬化的原因,或少的T1a或T1b1,通过内镜输气使胃壁高度伸展时,病灶周围非癌黏膜伸展的同时,病变的凹陷深度变浅,隆起的高度变低,病变的直径拉长。表现为伸展性良好。

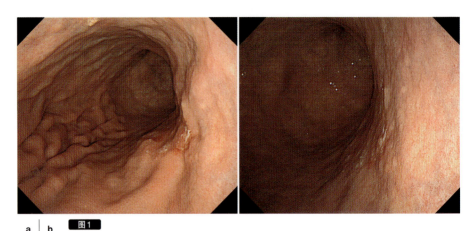

图1

a　0-Ⅱc，黏膜内癌的形态变化，胃壁中伸展伴有边缘隆起、皱褶集中，第一眼观察到浸润到SM深部以深部位的癌样病变。(SM：黏膜下层)

b　0-Ⅱc，黏膜内癌的形态变化，胃壁强伸展时病变趋于平坦，诊断为明显的黏膜内癌。

另一方面，并发溃疡(瘢痕)的UL2早期胃癌中出现在T1a也是代表皱褶集中的伸展不良所见。从而，诊断早期胃癌浸润深度时，如何鉴别UL2T1a~T1b1和T1b2的伸展不良的差别成为问题。

T1b2的伸展不良所见：梯形升高所见阳性

梯形升高所见的定义是，"只有在使胃壁强伸展时见得到的黏膜下层(SM)深部浸润部位的隆起和周围黏膜向隆起升高的现象"，T1b2(SM≥500μm)存在特异性伸展不良[4]。

在早期胃癌，癌细胞大量浸润到黏膜下层时，由于癌细胞、癌性纤维变性、炎症细胞浸润等，使SM浸润部位发生具有区域性的增厚和硬化。当胃壁被充分扩张时，根据SM浸润部位与非浸润部位之间的伸展性差异，伴有增厚和硬化的块状SM浸润部位呈现出从黏膜下层开始肿胀的黏膜下肿瘤样隆起，SM浸润部位周围的黏膜(非肿瘤黏膜或T1a、T1b1；SM＜500μm)像从平缓的山野升起来一样向隆起升高(**图2a**)。推测这种现象就是梯形升高所见的原理。如果SM浸润的规模扩大，会呈现典型的梯形升高所见(**图2a~d**)，因此很容易诊断，但浸润规模小时呈现微小的梯形升高所见，因此需要采取有从病变的侧方而且多方向观察的谨慎的观察方法(**图3**)。

笔者[4]的回顾性研究中，T1b的梯形升高所见的阳性率，SM垂直浸润距离低于500μm时为0，600~1500μm时为67.7%，1600μm以上时为100%。并且，垂直浸润距离600~1500μm的病例中，SM水平浸润距离超过2500μm以上的所见的阳性率为84.0%，不到2500μm时为0。

而且，以梯形升高所见为指标诊断浸润深度时[5]，对T1b2的灵敏度为91%，特异度为97%，但SM垂直浸润距离为500~999μm的阳性预测值为64%，垂直浸润距离不到1000μm的病例是本诊断方法的极限。例如，即使病理测量的垂直浸润距离≥500μm，如果癌细胞浸润的规模粗如腺管程度，由于不能形成内镜下可捕捉到的癌肿块，也不会出现梯形升高所见。

并且，代表黏液成分多的癌和淋巴细胞浸润癌的硬化少的早期胃癌，即使出现较大量的SM浸润，在胃壁高度伸展下也会伸展，并存在无法诊断梯形升高所见的病例。

梯形升高所见是基于浸润到SM深部以深部位的病理组织学因果关系的指标，因此可以推断出SM深部浸润存在于病变内的部位、规模。对于在常规内镜检查中疑为T1b2的病例，实施针对梯形升高所见的超声内镜检查，通过确认没有背离SM浸润部位的位置和规模，能够有效提高诊断的确认度。

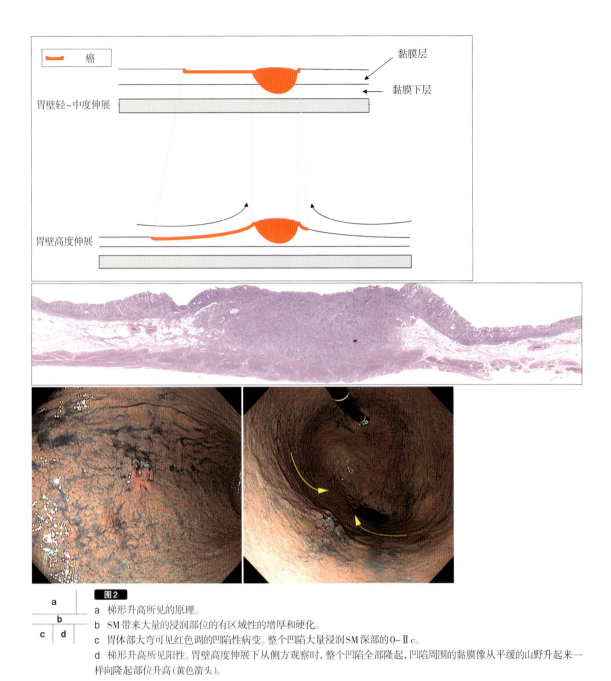

a	
b	
c	d

a 梯形升高所见的原理。

b SM带来大量的浸润部位的有区域性的增厚和硬化。

c 胃体部大弯可见红色调的凹陷性病变。整个凹陷大量浸润SM深部的0-Ⅱc。

d 梯形升高所见阳性。胃壁高度伸展下从侧方观察时，整个凹陷全部隆起，凹陷周围的黏膜像从平缓的山野升起来一样向隆起部位升高（黄色箭头）。

UL2T1a~T1b1的伸展不良所见：梯形升高所见阴性

早期胃癌中，表现伸展不良所见的主要有SM深部浸润癌和UL2癌。因此，两者的鉴别诊断对于确定患者的治疗方案尤为重要。

UL2癌由于纤维化从黏膜内达到黏膜下层，或固有肌层以深，与T1b2一样会造成胃壁增厚和硬化。通常，UL导致的纤维化，在UL中心部位的纤维化程度最高，随着远离中心部位呈放射状逐渐变粗。从而，很少能形成清晰的区域（图4a,b）。尤其

图3

a 常规白光内镜检查所见。在黄色箭头的范围内可见发红和褐色混合在一起的0-Ⅱc。

b 色素内镜检查所见。浸润边界在黄色箭头的范围内使胃壁强烈伸展，黄色虚线区域有轻微隆起。

c 色素内镜检查所见。改变角度从侧面观察时，可见隆起区域的周围黏膜升高（蓝色箭头）。梯形升高所见阳性。

d 病理所见重建图和内镜所见的对比。在白色箭头所对应的部位，在红线位置发现SM2。发现外科切除的距离SM垂直浸润875μm的浸润。本病例为Ly2、V0，发现淋巴结转移。

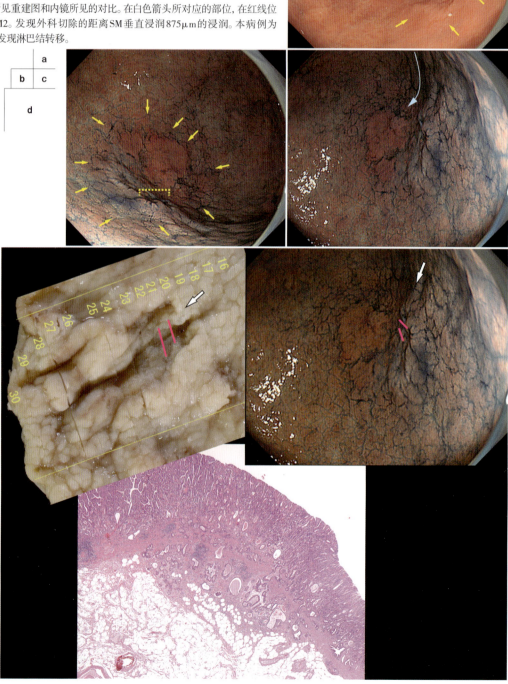

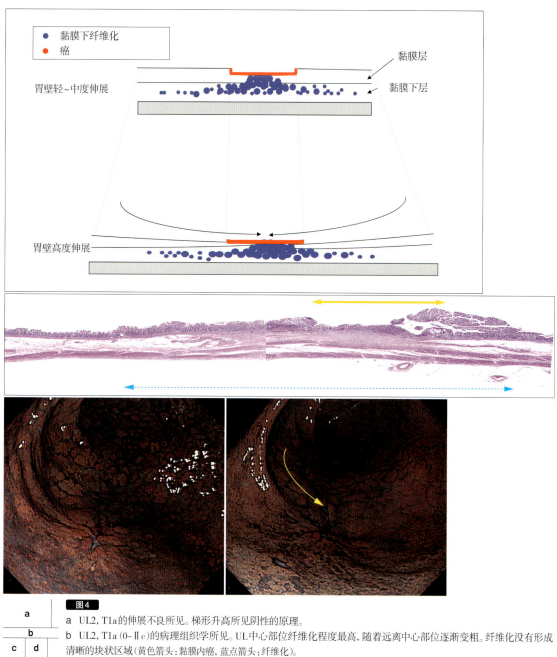

图4

a　UL2, T1a的伸展不良所见。梯形升高所见阴性的原理。

b　UL2, T1a（0-Ⅱc）的病理组织学所见。UL中心部位纤维化程度最高, 随着远离中心部位逐渐变粗。纤维化没有形成清晰的块状区域（黄色箭头: 黏膜内癌, 蓝点箭头: 纤维化）。

c　UL2, T1a的伸展不良所见。胃壁轻～中度伸展, 发现伴有皱褶集中的0-Ⅱc。

d　UL2, T1a（0-Ⅱc）的伸展不良所见。在胃壁高度伸展时病变趋于平坦, 集中的皱褶朝UL中心点逐渐变细并集中, 走行呈直线, 不伴有提升（黄色箭头）, 虽有伸展不良所见, 但梯形升高所见为阴性。

是在UL中心部位黏膜表面和黏膜下层显示严重的浆糊状, 因此用内镜观察轻度到中度伸展的胃壁时, 能够容易捕捉到皱褶集中所见（**图4c**）。

UL2的T1a、T1b1中, 使胃壁高度伸展再观察皱褶集中的形态时（虽然有时会出现不清晰或消失不见）, 通常, 正面观察病变时, 集中的皱褶表现为向UL中心点逐渐变细并集中, 从侧面观察时, 呈直线走行不伴有升高（**图4d**）。即, 梯形升高所见阴性（**图**

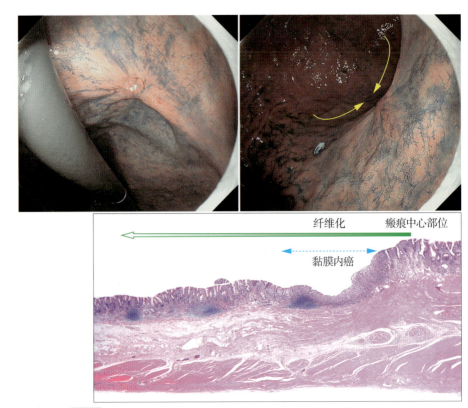

图5

a UL2, T1a的伸展不良所见。在胃体上部后壁可见皱褶高度集中的0-Ⅱc。

b UL2, T1a的伸展不良所见。胃壁高度伸展下从侧面观察时，皱褶向UL中心点集中，直线走行不伴有升高（黄色箭头），虽有伸展不良但梯形升高所见为阴性。

c UL2, T1a, 中~低分化腺癌（蓝色箭头）。UL中心部位纤维化程度最高，随着远离中心部位逐渐变粗（绿色箭头）。纤维化的形状没有形成清晰的块状区域。

5）。

　　用常规内镜诊断伴有伸展不良所见的早期胃癌浸润深度时，判定有无梯形升高所见有助于鉴别UL2T1a、T1b1和T1b2。UL2T1a、T1b1也会出现5%的梯形升高所见假阳性，尤其是对于因Ul-Ⅲ以深的病变及瘢痕化而一部分时间短的病变来说，这可以说是利用梯形升高所见进行诊断的局限性[5]。

UL2T1b2的梯形升高所见

　　以病理组织学诊断为T1b2的连续病例为对象的梯形升高所见假阴性率，UL1病例是12%，UL2病例是26%，UL2病例的T1b2诊断能力呈现略低的趋势（P=0.09）[5]。推测瘢痕纤维化程度（量和密度）与SM癌肿块的规模有依存关系，瘢痕高度纤维化（Ul-Ⅲ以深）中即使发现了小规模的癌肿块，也很难发现梯形升高所见，成为诊断的局限。与瘢痕纤维化程度相比，SM的癌肿块规模较大的话，会出现梯形升高所见，也能够正确做出诊断（**图6**）。

结语

　　本文概述了早期胃癌常规内镜图像中所能见到的伸展不良所见的形成过程。

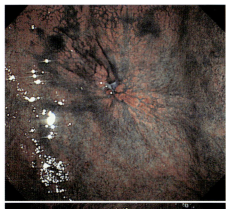

图6

a UL2，T1b的伸展不良所见。胃高度伸展中发现伸展不良所见（皱褶集中表现）。

b UL2，T1b2的伸展不良所见。如黄色箭头所指，小弯侧集中的皱褶向中心部位呈直线走行，推定是溃疡瘢痕伴有的伸展不良所见。

c UL2，T1b2的伸展不良所见。黄色虚线区域隆起，如黄色箭头所示，大弯侧集中的皱褶显示隆起。推定为梯形升高所见阳性的SM深部浸润伴有的伸展不良所见。

d 示意图与内镜所见的对比。与呈梯形升高所见的部位表现一致，发现SM深部浸润。

e SM垂直距离1800μm处发现块状浸润，伴有Ul-Ⅲ～Ul-Ⅳ（黑色虚线为癌肿块的范围）。

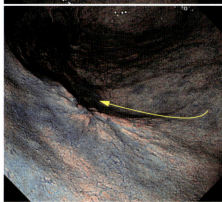

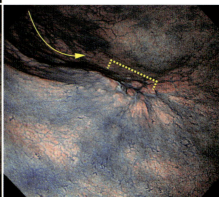

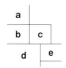

a		
b	c	
d		e

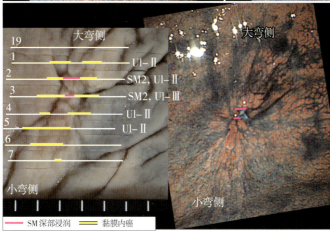

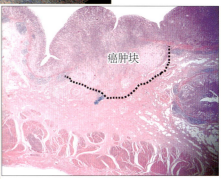

参考文献

[1] 入口阳介，富野泰弘，山村彰彦. 伸展不良所见. 胃与肠 52;571，2017

[2] 日本胃肠镜学会术语委员会（编）. 胃肠镜术语集，第3版. 医学书院，2011

[3] 八尾恒良，大串秀明. 从病理组织结构看浸润深度诊断存在的问题. 胃与肠 12;1157-1173，1977

[4] 八尾恒良，田遘宽，长浜孝等. 内镜所见与胃凹陷型SM癌的病理组织结构对比——pSM2癌诊断的观察方法和诊断局限性. 胃与肠 43;1109-1125，2008

[5] Nagahama T, Yao K, Imamura K, et al. Diagnostic performance of conventional endoscopy in the identification of submucosal invasion by early gastric cancer；the "non-extension sign" as a simple diagnostic marker. Gastric Cancer 20;304-313, 2017

Summary

The Mechanisms How to Visualize Poor Distensibility of the Gastric Wall and "Non Extension Sign" by Conventional Endoscopy

Takashi Nagahama[1], Toshiki Kojima[2],
Kenta Chuuman, Kenshi Yao,
Hiroshi Tanabe[3], Seiji Haraoka

This study outlines the poor extension findings typically observed in endoscopic imaging in patients with early gastric cancer. In cancer types T1a–T1b1, the wall flexibility is broadly maintained (i.e., it exhibits favorable extension) similar to the nontumorous mucosa during robust gastric wall extension. Typical pathological conditions that exhibit poor extension findings in patients with early gastric cancer are observed in two cancer types [T1a, UL2 and T1b, UL2] with substantial invasive carcinoma (T1b2) infiltrating into the submucosa (SM) and ulceration (scarring). In T1b2, cancer cell mass, inflammatory cell infiltration, and neoplastic fibrosis cause massive localized thickening and hardening. When air is blown through an endoscope to extensively extend the stomach wall, well–demarcated and elevated signs appear because of differing extensibility between the noninfiltrated part and SM infiltrated part. Furthermore, in T1a–T1b1, the coexistence of ulceration is primarily due to SM layer fibrosis, resulting in thickening and hardening and the appearance of poor extension, which are typical findings of mucosal fold convergence. However, as the fibrosis displays poor demarcation during robust gastric wall extension, the mucosal fold linearly convergences at a single point without elevation, signifying a negative well–demarcated elevation.

[1] Nagahama GIE Clinic, Fukuoka, Japan
[2] Department of Endoscopy, Fukuoka University Chikushi Hospital, Chikushino, Japan
[3] Department of Pathology, Fukuoka University Chikushi Hospital, Chikushino, Japan

专题 消化道影像的形成过程

常规内镜图像的形成过程
——小肠、大肠

清水 诚治[1]

小木曽 圣

富冈 秀夫

真嵜 武[2]

池田 京平[1]

上岛 浩一

横沟 千寻

高岛 英隆

摘要●肠道疾病的内镜所见非常丰富多彩,其基本要素是病变的色调和形态。相对于肿瘤性疾病是由肿瘤细胞的数量和分布决定其观察所见,而炎症性疾病是机体反应的结果,很多伴有组织的变性·脱落。但是,从结果上肿瘤性疾病和炎症性疾病会呈现类似的观察所见。本文在概述了糜烂·溃疡及隆起的形成机理、发生色调变化的原理,同时选出黏膜下肿瘤和鹅卵石样表现,解释了其形成过程。理解病变的形成过程有助于提高诊断能力。

关键词 肠道 内镜 色调 黏膜下肿瘤 鹅卵石样表现

[1] 大阪铁道医院消化内科 〒535-0053 大阪市阿倍野区松崎町 1 丁目2-22
E-mail : shimizus@oregano.ocn.ne.jp
[2] 同 病理诊断科

前言

大肠、小肠的内镜检查的诊断所见涉及很多内容(**表1**)。一般来说,肿瘤性疾病和炎症性疾病的观察所见形成机理不同。在肿瘤性疾病,是由肿瘤细胞的组织结构、浸润样式、细胞数量(容积)、局部存在、分布、伴随的机体反应形成观察所见。而在炎症性疾病,是由机体对各种因素反应而发生的浮肿、充血·淤血、炎症细胞浸润、组织的变性·脱落来形成观察所见,但会受到肠道内细菌等肠道内因素的修饰,还有组织修复的影响。另一方面,也存在两者呈现类似观察所见的情况。

总论

1. 病变的色调

感知色彩的3要素是①光源,②物体,③视觉。光是电磁波的一种,人类可以感知的光线(可见光

线)的波长是380~780nm。其中波长最短的是紫色光,按蓝、青、绿、黄、橙、红的顺序波长逐渐变大,而人类的眼睛对波长555nm附近的绿色光的感知最强。光的三原色是红、绿、蓝,通过混合三原色几乎能形成所有的颜色。用作"光源"的"白色光"包含可见光线的所有波长。

被物体反射的光线可分为正反射光和漫反射光,在平滑的物体正反射光强烈,存在凹凸的物体漫反射光强烈。内镜观察时漫反射光作为色调很重要,正反射光成为光晕(halation)。

内镜观察中将正常黏膜的色调称为正色调,但实际上色调还可以呈"橙白色",可见透视血管网。肠壁充分伸展的状态下,黏膜本身几乎是透明的。人体中最多的色素是血红蛋白,反射橙色至红色的波长,吸收绿色至紫色的波长,因此显示红色。在炎症中血流量增加时及血管密度增大时,黏膜变为红色调。但是,如形成血肿及血栓,则变成暗红色~黑色。存在于黏膜表面的几乎所有物质的色调都

表1 用于小肠·大肠的内镜所见

1. 管腔状态

1）直径及伸展性：正常, 扩张, 收缩, 痉挛, 狭小化, 狭窄(对称性/非对称性, 环状), 缩短, 缩小, 回盲瓣开大, 扭转, 壁伸展不良·变形, 壁外性挤压

2）皱襞(小肠的Kerckring皱襞, 大肠的半月襞)：消失, 肿大, 密集, 蛇行, 集中

3）位置异常

4）异常开口：憩室, 假憩室, 瘘孔, 穿孔

5）内容物：粪便, 脓, 结石, 食物残渣, 异物, 缝合线, 缝合器具, 夹子, 寄生虫

2. 病变所见

1）部位

2）分布：广/狭；局限性, 分节性, 连续性, 弥漫性, 非连续性

3）病变数：单发/多发

4）病变的轮廓：清晰/不清晰

5）病变的色调：白色, 褪色, 苍白, 红色(发红), 黄色, 暗红色, 黑色, 暗紫色, 青铜色, 透明

6）病变的形态表现

A. 黏膜：正常(健康), 平滑, 浮肿状, 有无光泽, 粗糙, 萎缩, 颗粒状, 镶嵌状, 裂纹样, 脆弱性, 易出血性, 绒毛的变化(萎缩, 肿大, 低平), 附着物(假膜, 黏液, 脓, 血液), 白斑, 白点, 白色黏膜, 白色绒毛, 小黄色斑, 发红斑, 点状发红；fine network pattern(色素撒布状)

B. 隆起性病变：息肉/息肉病, 息肉样病变, 肿疡/肿瘤, 黏膜下肿疡(肿瘤), 黏膜下肿瘤样病变, 黏膜桥

《修饰语》有蒂性, 亚蒂性, 无蒂性, 广基性, 表面型, 鹅卵石样表现, 半球状, 两段, 侧方发育型, 结节集簇型, 带状, 棍棒状, 鱼卵状, 蚯蚓肿胀样

《表面性状的表现》平滑, 粗糙, 凹陷, 糜烂, 溃疡, 凹凸, 不整, 颗粒状, 结节状, 多结节性, 分叶状, 绒毛状, 脑回状

《随带属性》膨胀感, 皱褶集中, 弧的硬化

《形成过程表现》陡峭, 平缓

《硬度·可动性表现》软/硬, 弹性硬度, cushion sign, pillow sign, 可动性, 空气变形, non-lifting sign

C. 凹陷性·溃疡性病变：凹陷, 口疮样, 糜烂, 溃疡, 黏膜缺损, 黏膜磨损, 溃疡瘢痕

《修饰语》深/浅, 大/小；穿孔样, 深掘样, 穿掘性；圆形, 椭(近)圆形, 不规则, 纵行, 线状, 环状, 带状, 地图状；纵(行排)列, 环状排列

《溃疡底部的表现》白苔(厚/薄), 凹凸, 平坦

《边缘部位的表现》围堤隆起, 红晕, 多发性溃疡(discrete ulcer)

D. 血管：血管透视影像消失, 枯枝样血管, 血管增生, 血管扩张, 静脉瘤, 血管暴露

E. 出血：活动性出血(oozing, 涌出性, 喷出性), 凝血粘着, 黏膜内出血(点状, 斑状), 黏膜下血肿

很容易被感知到, 黏膜浅层的血管显示红色, 但黏膜深层到黏膜下层的血管显示暗红色~青色调。胡萝卜素是脂溶性的, 脂肪组织中分布较多, 吸收450nm附近(蓝~青)的波长, 因此显示黄色。日本血吸虫卵也一样。反射所有波长的脓、纤维蛋白、假膜、乳糜、假性脂肪瘤(pseudolipomatosis)等显示白色, 吸收所有波长的黑色素、脂褐素(大肠黑色素沉着病的病因)等显示黑色。含有液体或气体的囊性病变由于光线透射使反射光减少, 因此亮度会下降。认为是肠系膜静脉硬化症病因的药剂山栀子的代谢产物京尼平被黏膜吸收, 与蛋白质反应形成青色色素, 黏膜呈青铜色[1]。

图1是色调变化具有特征的疾病的内镜表现。

2. 病变的形态

1）隆起性病变

出现隆起的疾病大多是肿瘤性病变, 肿瘤可以分为上皮性肿瘤和非上皮性肿瘤。隆起是肿瘤细胞局部增生为块状而形成的。原发上皮性肿瘤从上皮开始发生, 除了弥漫浸润型等例外, 都会暴露于黏膜表面。因此, 表面性状和色调与周围黏膜不

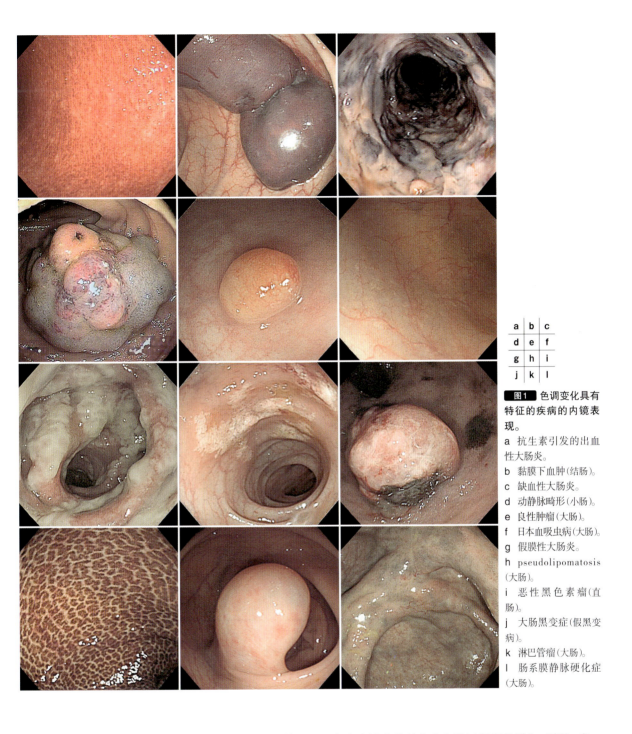

图1 色调变化具有特征的疾病的内镜表现。

a 抗生素引发的出血性大肠炎。

b 黏膜下血肿(结肠)。

c 缺血性大肠炎。

d 动静脉畸形(小肠)。

e 良性肿瘤(大肠)。

f 日本血吸虫病(大肠)。

g 假膜性大肠炎。

h pseudolipomatosis (大肠)。

i 恶性黑色素瘤(直肠)。

j 大肠黑变症(假黑变病)。

k 淋巴管瘤(大肠)。

l 肠系膜静脉硬化症(大肠)。

同,一般在黏膜表面形成与健康黏膜形成边界线。另一方面,非上皮性肿瘤是在上皮下或黏膜下发生·发育,表现为几乎全部被正常上皮覆盖的黏膜下肿瘤的形态。良性肿瘤是上皮性的,但会形成黏膜下肿瘤。

另一方面,除了肿瘤以外,也会形成隆起,引发炎症性变化的上皮和淋巴组织的增生、浮肿、炎症细胞浸润、肉芽形成、腺管扩张等是形成隆起的原因[2]。另外,由于异位组织和气体存积、淀粉样(物)沉着也会形成隆起。

隆起变大占居管腔,造成狭窄,使内镜无法通过[3]。

2）溃疡性病变

广义的溃疡可根据壁层结构的组织缺损深度分成Ul-Ⅰ~Ul-Ⅳ4个阶段。惯例上将组织缺损停留在黏膜固有层的Ul-Ⅰ称为"糜烂"，由于达到黏膜下层的Ul-Ⅱ更深的称为"溃疡"。

① 糜烂的形成原因

NSAIDs（nonsteroidal anti-inflammatory drugs）和抗癌药等引发的糜烂是因为药剂对上皮的细胞毒性，感染性肠炎的糜烂是因为病原体生成的细胞毒素等的炎症反应而发生的情况很多。另外，GVHD（graft-versus-host disease）的糜烂普遍认为是捐献者的淋巴细胞造成的上皮细胞损伤。溃疡性大肠炎（ulcerative colitis；UC）的糜烂是因为炎症细胞浸润及伴随的微循环障碍发生的，但小黄色斑是从隐窝底部流出脓液的表现[4]，并不一定与表面的糜烂一致。

② 溃疡的形成原因

一般认为，溃疡的形成原因多与缺血有关[5,6]。缺血的发生机制有，①血管本身的原因造成的病变（血栓、栓塞、血管卡压、血管痉挛、血管炎、胶原病等），②伴有肠道内压上升的病变（缺血性大肠炎、闭塞性大肠炎），③物理原因造成的病变（黏膜脱垂、套叠、扭曲、直接压迫）等。

因缺血形成的溃疡有各种各样的形态，而穿孔样溃疡是除了血管炎综合征，还在单纯性溃疡、肠道白塞病、急性出血性直肠溃疡、巨细胞病毒（cytomegalovirus；CMV）感染症等疾病中可以见到，引起血管闭塞的原因很多。癌症中见到的溃疡也可以理解为相对缺血的产物。认为重症UC中出现的深层溃疡和纵行溃疡的形成与缺血有关，与CMV再活性化伴有的穿孔样溃疡、大片黏膜脱落一样。肠结核的溃疡形成机制方面，在病变初期认为与干酪样坏死有关。

肠结核中混合存在活动性和陈旧性病变是因为受到人体的修复机制的影响，还反映在溃疡边缘的红晕。环状排列、环状·带状溃疡的形成与淋巴流动的方向一致。Crohn病的纵行溃疡形成机制尚不明确，但显示与微循环障碍有关。在给大鼠吲哚美辛时形成的小肠肠系膜附着侧的纵行溃疡，也显示与血管分布和微循环障碍有关[7]。

③ 病变的好发部位

不同疾病的病变好发部位不同，而在感染性肠炎病原体接触、侵入时，黏膜表面与病原体的结构上的亲和性很重要。在回肠末端、盲肠、直肠分布很多的淋巴组织上所覆盖的上皮的物质透过性高。而且，回盲部在生理上肠内容物容易滞留，是肠结核、鼠疫、伤寒、副伤寒等的好发部位。阿米巴性大肠炎、UC的好发部位直肠、阑尾开口部位也同样是淋巴组织发达的部位。衣原体的病原体是经肛门侵入的，因此主要在直肠引起病变。肠道出血性大肠菌感染症的潜伏期长，在右侧结肠肠内容物滞留时间长，病变会加重。变曲杆性肠炎除了全大肠发红·糜烂，还在回盲瓣上形成溃疡，其原因不明。抗生素引发的出血性大肠炎是因为服用抗菌药造成的微生物交替现象而发生，但横结肠成为好发部位的原因还不清楚。

深的溃疡和环形溃疡伴有严重纤维化时，会造成内镜无法通过的狭窄[3]。

各论

由于篇幅关系，在此选取"黏膜下肿瘤"和"鹅卵石样表现"，叙述其形成过程。

1. 黏膜下肿瘤的形成过程（图2）

黏膜下肿瘤是主体位于黏膜以下深部，表面多半被正常上皮所覆盖的肿瘤性病变的总称，属于非上皮性肿瘤的占多数，但也有上皮性肿瘤和非肿瘤性病变。而且，很多时候将在上皮下发育的肿瘤也包括在内一起论述。肿瘤本体因糜烂和溃疡有时会露出表面。形成黏膜下肿瘤的疾病如表2所示，有各种各样的种类。根据组成要素不同，病变的局部、发育样式、形状、硬度等会不同，会反映到内镜所见，因此对于诊断来说常规观察非常重要（图2）。

在上皮下发育的肿瘤以黏膜病变为主体时，形态表现为在上皮性肿瘤和非上皮性肿瘤之间状态的形态[8]（图2a）。

肌原性肿瘤、神经原性肿瘤、GIST（gastrointestinal stromal tumor）等来源于构成间质的细胞的肿瘤多以块状·膨胀式发育。平滑肌瘤起源于黏膜肌层

表2 形成黏膜下肿瘤的疾病	
上皮性肿瘤	癌(原发性、转移性)、良性肿瘤
非上皮性肿瘤/肿瘤样病变	
肌原性	平滑肌瘤、平滑肌肉瘤、平滑肌母细胞瘤、横纹肌肉瘤
神经原性	神经鞘瘤、神经纤维瘤、颗粒细胞瘤、神经节细胞瘤、副神经节细胞瘤等
脂肪性	脂肪瘤、脂肪瘤病、脂肪肉瘤
纤维性	纤维瘤、弹性纤维瘤、纤维肉瘤
脉管性	淋巴管瘤、血管瘤、血管外皮细胞瘤、血管内皮细胞瘤、血管肉瘤、血管球瘤、动静脉畸形等
淋巴细胞性	淋巴瘤、浆细胞瘤、良性淋巴滤泡息肉
上述之外	GIST
异位组织	子宫内膜异位症、肠管套叠、异位胰腺、倒置息肉(hamartomatous inverted polyp)等
潴留,沉着	肠壁囊样积气症、AL型淀粉样变性、深在性囊性结肠炎、血肿等

GIST:gastrointestinal stromal tumor。

和固有肌层,前者形成亚蒂性小隆起(**图2b**),多行内镜下切除术,而后者形成广基性病变(**图2d**)。一般来说,主体在肌层以下深层的病变形成平缓上升的隆起。神经原性肿瘤除了呈现上皮下肿瘤的形态,从黏膜下层和固有肌层发生,向黏膜浸润形成二段隆起[9](**图2j**)。神经鞘瘤(**图2d**)变大时容易伴有溃疡。GIST多数显示出壁外型或哑铃型发育,管内型发育少见,但在大型病变中会造成内部的出血和坏死,如破裂会形成深溃疡。

脂肪瘤(**图2c**)是在黏膜下层形成肿瘤,但由于质地柔软,受肠蠕动的牵引突出到内腔一侧,表现为亚蒂形态的情况也不少见。一般呈黄色调,容易进行内镜诊断,根据物理刺激,表面呈发红色调时,形成了糜烂·溃疡时,难以做出内镜诊断。

淋巴瘤的组织类型不同其内镜所见也会不同,MALT(mucosa-associated lymphoid tissue)淋巴瘤(**图2g**)、滤泡性淋巴瘤、套细胞淋巴瘤多形成多结节性或多发性隆起。弥漫性大B细胞淋巴瘤(diffuse large B-cell lymphoma;DLBCL,**图2l**)也形成黏膜下肿瘤,多伴有溃疡。

原发性癌形成黏膜下肿瘤的情况是表面起源的癌发育成NPG(non polypoid growth)型的较多,组织类型是黏液癌、lymphoid stroma、伴有淋巴细胞浸润的腺癌(**图2i**)等较多[10]。黏膜下肿瘤类型的癌表面伴有凹陷、不规则的凹凸、轮廓不规则,表面也可见到癌的情况较多,但罕见地也有完全没有露出的病变。发生于阑尾的癌也多会形成黏膜下肿瘤[11]。癌细胞的转移途径有血液·淋巴转移、种植转移、直接浸润,血液转移时常常会形成黏膜下肿瘤,原发脏器为肺的情况较多见。贴近前列腺等脏器的癌直接浸润形成黏膜下肿瘤(**图2f**)的情况较罕见。

良性肿瘤的起源细胞是黏膜深层的内分泌细胞,早期浸润到黏膜下层形成肿瘤,增大后表面变得平坦、凹陷、凹凸等。

炎性纤维性息肉(inflammatory fibroid polyp)(**图2k**)一般是主体在黏膜下的亚蒂性或广基性病变,初期是黏膜下肿瘤,而在大型的病变中会伴有大范围糜烂·溃疡。异位组织形成黏膜下肿瘤的代表性病变是子宫内膜异位症,从浆膜向黏膜浸润,多数会导致狭窄。

其他形成黏膜下肿瘤的非肿瘤性疾病有AL型淀粉样变性、肠壁囊样积气症(**图2h**)、深在性囊性大肠炎、血肿等。

2. 鹅卵石样图像的形成过程(图3)

鹅卵石样图像表现出如同铺了一层玉石一样的外观。这是Crohn病诊断标准的主要所见,原本是表示被溃疡隔开的浮肿状黏膜造成的多发隆起,但现在有不问有无溃疡的趋势[12]。鹅卵石样表现在大肠比在小肠更多见,形成鹅卵石样表现的方式如**图3**所示可分为4种。

在Crohn病可见到的典型的鹅卵石样表现,是由被溃疡分隔开的黏膜隆起形成的(**图3a**)。在UC见到鹅卵石样表现时,在隆起的黏膜也可以见到炎症所见。无溃疡的炎性息肉密集的鹅卵石样表现(**图3b**)具有代表性的是UC,在肠结核中偶尔也能见到。黏膜下的淋巴组织出现炎症性或肿瘤性肿大形成多发隆起的情况,可以列举耶尔森菌肠炎(图

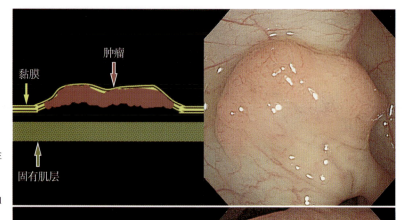

a 在上皮下的黏膜·黏膜下层浸润性发育的病变。
- 神经节细胞瘤（内镜图）。
- 黏膜Schwann细胞错构瘤（mucosal Schwann cell hamartoma）。

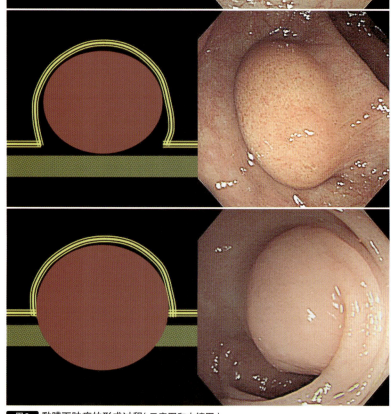

b 在黏膜肌层膨胀性发育的病变。
- 平滑肌瘤（黏膜肌层来源）（内镜图）。

c 在黏膜下层膨胀性发育的病变。
- 脂肪瘤（内镜图）。
- 颗粒细胞瘤。
- 良性肿瘤。
- 良性淋巴滤泡息肉。
- AL型淀粉样变性。

d 在固有肌层膨胀性发育的病变。
- 神经鞘瘤（内镜图）。
- 平滑肌瘤（固有肌层来源）。
- GIST（管内发育型）。

图2 黏膜下肿瘤的形成过程（示意图和内镜图）。

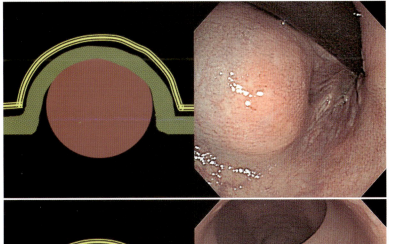

e 在固有肌层旁边膨胀发育的病变。
- 胃肠道外基质瘤（extra-gastrointestinal stromal tumor）（内镜图）
- GIST（管外发育型）。
- 壁外肿瘤。

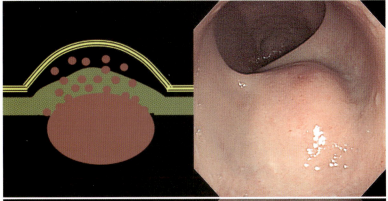

f 从壁外开始浸润性发育的病变。
- 子宫内膜症。
- 附近脏器原发癌直接浸润（内镜图：前列腺癌）。
- 种植性转移。

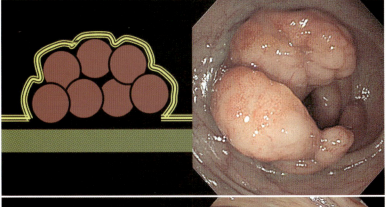

g 在黏膜下层发育的多结节性病变。
- MALT淋巴瘤（内镜图）。
- 滤泡性淋巴瘤。
- 套细胞淋巴瘤。

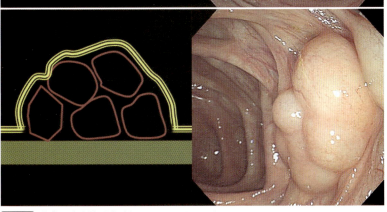

h 在黏膜下层形成多房性囊腔的病变。
- 肠壁囊样积气症（内镜图）。
- 深在性囊性大肠炎。
- 淋巴管瘤。
- 海绵状血管瘤。
- 动静脉畸形。

图2 黏膜下肿瘤的形成过程（示意图和内镜图像）（续）。

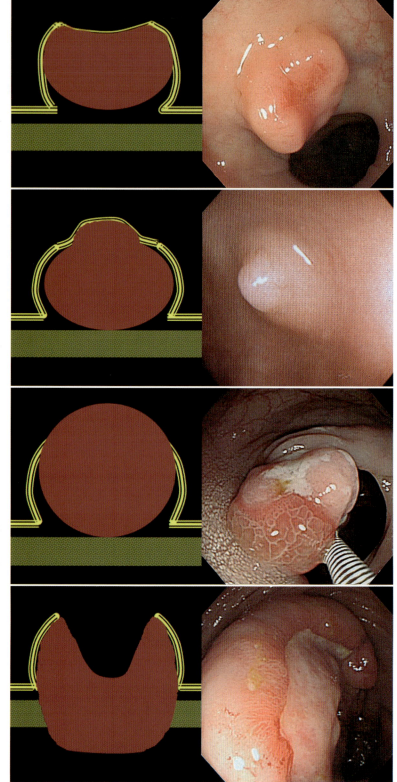

i 以黏膜下层为主体发育并在部分
黏膜及顶部形成凹陷的病变。
- 淋巴细胞浸润癌(内镜图)。
- 良性肿瘤。
- 转移性大肠炎。

j 以黏膜下层为主体发育并通过黏
膜浸润形成二段隆起的病变。
- 颗粒细胞瘤(内镜图)。

k 以黏膜下层为主体发育并在顶部
伴有溃疡的病变。
- 炎性纤维性息肉(inflammatory fibroid
polyp)(内镜图)。
- 原发性大肠癌(NPG发育型,黏液癌)。

l 在黏膜下层更深层发育并伴有深
溃疡的病变。
- DLBCL(内镜图)。
- 原发性大肠癌。
- 转移性大肠癌。
- 神经鞘瘤。
- GIST。

图2 黏膜下肿瘤的形成过程(示意图和内镜图像)(续)。

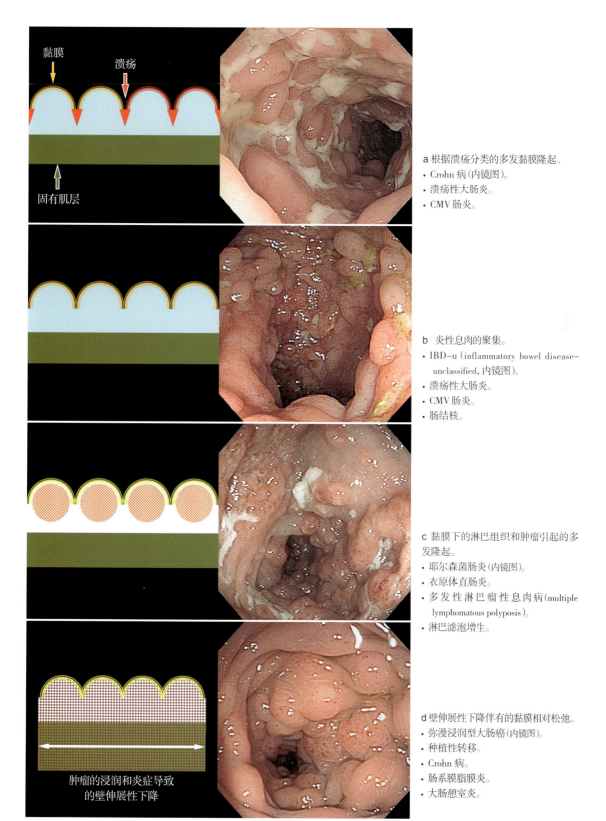

a 根据溃疡分类的多发黏膜隆起。
• Crohn 病(内镜图)。
• 溃疡性大肠炎。
• CMV 肠炎。

b 炎性息肉的聚集。
• IBD–u (inflammatory bowel disease–unclassified, 内镜图)。
• 溃疡性大肠炎。
• CMV 肠炎。
• 肠结核。

c 黏膜下的淋巴组织和肿瘤引起的多发隆起。
• 耶尔森菌肠炎(内镜图)。
• 衣原体直肠炎。
• 多发性淋巴瘤性息肉病(multiple lymphomatous polyposis)。
• 淋巴滤泡增生。

d 壁伸展性下降伴有的黏膜相对松弛。
• 弥漫浸润型大肠癌(内镜图)。
• 种植性转移。
• Crohn 病。
• 肠系膜脂膜炎。
• 大肠憩室炎。

图3 鹅卵石样表现的形成过程(示意图和内镜图)。

3c)、衣原体直肠炎、多发性淋巴瘤性息肉病（multiplelymphomatous polyposis）、淋巴滤泡增生等。壁伸展性下降而发生黏膜相对松弛，形成有规则的隆起，由此表现出来的鹅卵石样，除了肠系膜脂膜炎、大肠憩室炎导致的附壁脓肿等炎症性疾病外，在弥漫浸润型大肠癌（**图3d**）、种植性转移等也能见到，Crohn病偶尔也会在同样的机制下形成鹅卵石样表现。末端回肠好发的Crohn病和耶尔森菌肠炎的症状存在很多共同点，导致鉴别困难[13]，前者隆起表面有光泽、炎症所见少，而后者隆起之间的炎症少、隆起顶部多伴有糜烂。

结语

本文在总论中概述了下消化道内镜主要所见的形成过程，各论中选取黏膜下肿瘤和鹅卵石样表现进行了解释。

参考文献

[1] 大津健圣, 松井敏幸, 西村拓等. 口服汉方药导致的肠系膜静脉硬化的临床过程. 日本消化道疾病学会杂志 111:61–68, 2014

[2] 清水诚治, 石田英和, 富冈秀夫等. 炎性息肉——从内镜诊断的视角. 胃与肠 48:1140–1148, 2013

[3] 清水诚治, 横沟千寻, 富冈秀夫等. 导致狭窄的肠疾病——从包括诊断流程的综合影像诊断的视角. 胃与肠 50:1255–1266, 2015

[4] 八尾隆史, 饭原久仁子. 炎症性肠疾病的病理诊断. 胃与肠 48:601–610, 2013

[5] 多田正大, 北村千都, 平田学等. 在缺血性肠病变的疾病概念变迁及其运用方法方面存在的问题. 胃与肠 28:889–897, 1993

[6] 小林广幸. 缺血性肠病变的疾病概念. 胃与肠 48:1685–1688, 2013

[7] 德元攻. 大鼠小肠的实验性吲哚美辛纵行溃疡发生机制——尤其是溃疡与微血管的关系. 鹿儿岛大学医学杂志 55:33–41, 2003

[8] 吉井新二, 间部克裕, 藤田昌宏等. 1例发生在盲肠的神经节细胞瘤. 胃与肠 51:117–123, 2016

[9] 长岛雅子, 多田正大, 九嶋亮治等. 1例呈大臼齿样外观的盲肠颗粒细胞瘤. 胃与肠 40:1073–1078, 2005

[10] 渡二郎, 齐藤裕辅, 藤谷干浩等. 黏膜下呈肿瘤样外观的消化道癌的鉴别诊断. 胃与肠 39:529–538, 2004

[11] 清水诚治, 石田英和, 多田正大等. 阑尾病变的临床——影像诊断：以X线・内镜诊断的视角. 胃与肠 49:463–474,2014

[12] 清水诚治, 横沟千寻, 石田哲士等. 炎症性肠疾病的鉴别诊断. Gastroenterol Endosc 56:3–14, 2014

[13] 清水诚治, 渡边元树, 富冈秀夫等. 与炎症性肠疾病鉴别困难的感染性肠炎的诊断和经过——以与Crohn病的鉴别为中心. 胃与肠 41:951–958, 2006

Summary

Endoscopic Findings of Intestinal Lesions
—How Are They Formed?

Seiji Shimizu[1], Kiyoshi Ogiso,
Hideo Tomioka, Takeshi Mazaki[2],
Kyohei Ikeda[1], Hirokazu Uejima,
Chihiro Yokomizo, Hidetaka Takashima

The basic elements of endoscopic findings are the shapes and colors of lesions. The characteristics of neoplastic lesions are determined by the volume and distribution of tumor cells. Conversely, those of inflammatory lesions result from biological reactions and are often accompanied by the degeneration and/or loss of tissues. However, similar findings may present in both neoplastic and inflammatory lesions. In this article, we outline the mechanisms of lesion formation in erosions, ulcers, and protrusions as well as the principal causes of their characteristic colors. Furthermore, we explain the composition of submucosal tumors and lesions displaying a cobblestone appearance. The understanding of the mechanisms underlying endoscopic findings is expected to contribute toward an improvement in diagnostic ability.

[1] Division of Gastroenterology and Hepatology, Osaka General Hospital of West Japan Railway Company, Osaka, Japan

[2] Division of Pathology, Osaka General Hospital of West Japan Railway Company, Osaka, Japan

专题　消化道影像的形成过程

放大内镜图像的形成过程

——从血管表现看浅表食道病变的形成过程

有马 美和子[1]

都宫 美华

石川 文隆[2]

摘要●食道上皮血管的基本单位是上皮内乳头状毛细血管(IPCL)。发生炎症时IPCL会发生数量增加、扩张、长度延长、顶端分叉·肿大。炎症细胞浸润和浮肿时,上皮增厚,只能见到IPCL的顶端,因此会变成连线状,或愈合而呈栅栏状。日本食道学会分类Type B1将其定义为"环状血管",被癌组织置换时,只能见到血管顶端,观察到点状和线状。另外,病灶内伴有糜烂时,Type B1的排列发生变化,会显示出网眼状·格子状(饭盒中使用的绿色隔断)。这些以向内腔垂直或斜向笔直延伸为特点。即使是初期浸润的程度,从细的癌病灶分叉浸润的病变,也会出现非常细、口径不同且不规则分叉的Type B2。出现真正的Type B2是表明真正的浸润的重要信号。

关键词　食道放大内镜　GERD　早期食道癌　日本食道学会分类　微血管

[1] 埼玉县立癌中心消化内科　〒362–0806埼玉县北足立郡伊奈町小室780
E–mail : arima@cancer–c.pref.saitama.jp
[2] 同　病理诊断科

前言

　　食道黏膜上皮血管的基本单位是上皮内乳头状毛细血管[1]〔与Inoue等[2]提倡的IPCL (intra-epithelial papillary loop)含义相同〕,炎症等背景黏膜的形态、数量、排列等状态也会发生变化[3]。在肿瘤血管中也因这种环境的不同,排列和形态发生变化[4]。对比放大内镜观察到的微血管表现所反映的病理组织图像的同时,考虑微血管形态变化的形成过程。尤其是,对于浸润部位的血管变化,为了尽可能地对血管变化进行了一对一对比,将微小病变作为关注病变进行了研究。

正常食道黏膜的放大内镜图像

　　普通观察中透过上皮见到的血管主要是分布于黏膜固有层(lamina propria mucosae ; LPM)的血管(树枝状血管网),接入到在更深层的一段粗大的黏膜下层(SM层)走行的静脉。放大观察中可见从LPM的血管向上皮内乳头升起的IPCL (**图1a**)。正常黏膜的血管直径为$10\sim15\mu$m,是可以通过1、2个红细胞的毛细血管,同向血管的间隔为$100\sim200\mu$m[1]。已确认上皮正下方循环着毛细血管网络(sub–epithelial capillary network ; SECN)[5],IPCL是树枝状血管和SECN分叉而成,在机体内也能观察到(**图1b**)。

　　另一方面,放大观察碘染色的正常黏膜时,可

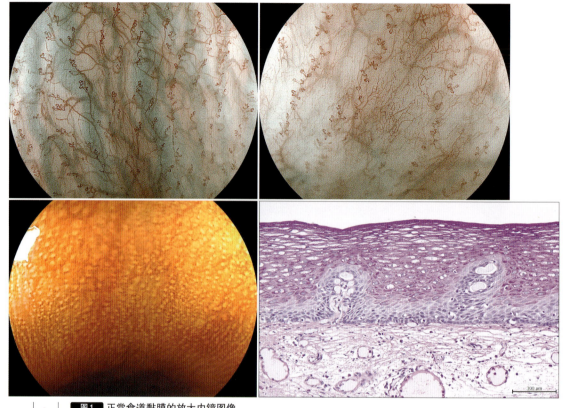

<table>
<tr><td>a</td><td>b</td></tr>
<tr><td>c</td><td>d</td></tr>
</table>

图1 正常食道黏膜的放大内镜图像。

a 正常食道黏膜的BLI（蓝色激光成像，blue laser imaging）放大内镜图像。IPCL是从LPM的树状血管网显现的。

b 正常食道黏膜的BLI放大内镜图像。SECN在IPCL和树状血管网之间的上皮正下方循环。

c 正常黏膜的碘染色低倍放大图像。观察到的乳头顶端显示小白点。

d 正常食道黏膜的PAS（periodic acid-Schiff）染色图像。

见到小白点的聚集在一起（**图1c**）[3, 6]。上皮内乳头部呈棘层薄、乳头间厚，细胞层的厚度不同，因此与周围相比乳头顶端部分的染色性不佳，可观察到白点样表现（**图1d**）。白点的间距，即上皮内乳头间的间隔为100~200μm，碘褪去后在白点中可观察到乳头血管的顶端。白点模样在中部食道中的排列比较乱，在上部食道和下部食道呈垂直排列，被观察为白线的情况较多。

IPCL的形态变化

增加了炎症性变化后上皮内乳头的数量增加，乳头的高度增高，至表层附近。而且，IPCL的顶端变成螺旋状，或分叉而肿大。放大观察该部分，可观察到长度变大规则排列（**图2a**，上半部分）。IPCL的数量增多密度增加，顶端肿大分叉而与附近同一结构的间隙消失，因此内镜观察其表面，可见到犹如一条线的形态。炎症活动性高的位置（靠近黏膜损伤的部分）上皮增厚，由于浮肿和细胞浸润，来自表层的光线不能透过，无法透视到背景中的血管，因此只能观察到IPCL的顶端部位（**图2a**，下半部分）。在炎症收敛上皮变薄的部位等，有时会见到IPCL和SECN成为一体，呈如拉长的弹簧一样的栅（篱笆）状（**图2b**）。碘染色时，IPCL的纵队排列部分不被染色，乳头与乳头之间因棘层变厚而深染，两者交替排列形成放射状·线状的条纹花样（**图3**）。

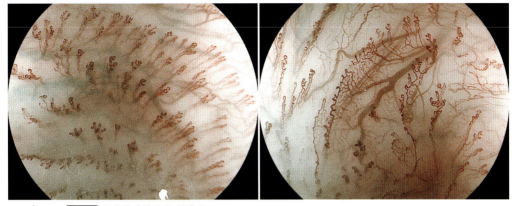

图2 炎症造成的IPCL的变化。

a　GERD（gastroesophageal reflux disease）的BLI放大内镜图像。IPCL数量增加、延长、顶端分叉为螺旋状，有规则地排列成一列。在图像的上半部分甚至可以透视到IPCL的基底部和背景的树状血管网，但在下半部分由于上皮不能透视只能观察到IPCL的顶端部，呈虚线状。

b　炎症收敛的上皮的BLI放大内镜图像。IPCL和SECN成为一体，呈栅状。

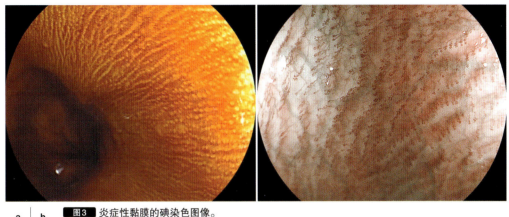

a | b　图3 炎症性黏膜的碘染色图像。

a　碘染色后的低倍放大图像。可观察到有规则的线状、虚线状的白线。

b　碘褪色后的上皮的BLI放大观察图像。IPCL排列成1列纵队，在白线部分IPCL的顶端整齐排列。

在垂直方向直线伸展的Type B1的形成过程

　　日本食道学会分类中将Type B1定义为"表现所有扩张·蛇行·直径不同·形状不均匀的环状血管"[7]，作为描述EP/LPM癌中出现的血管特征的术语，"环状"一词相当模糊，很难说能够表达出其本质。炎症也一样，被充盈的癌组织置换后有时会只能见到血管的顶端，可见到点状或重叠的线状[8]。

　　图4是几乎没有高低差别的0-Ⅱb型食道癌病例，病变内的血管直径不同且匮乏，由于黏膜不透光，只能观察到血管顶端，因此可见到在残留环形并延长了的血管和点状血管密集及延长的缠绕丝状血管纵行排列形成细虚线状。与炎症中能见到的IPCL的排列非常类似。观察病理组织图像，是几乎相同厚度的脚钉排列着的扁平上皮癌，将向下增长（downward growth）视作浸润，是判定为LPM癌还是EP癌，对于浸润的判定是很微妙的表现。脚钉的横径是80～180μm，血管在其间从基底侧至内腔侧按直线、垂直或斜向延伸。在这里上皮和乳头被换成扁平上皮癌，经过癌组织的血管可以认为是

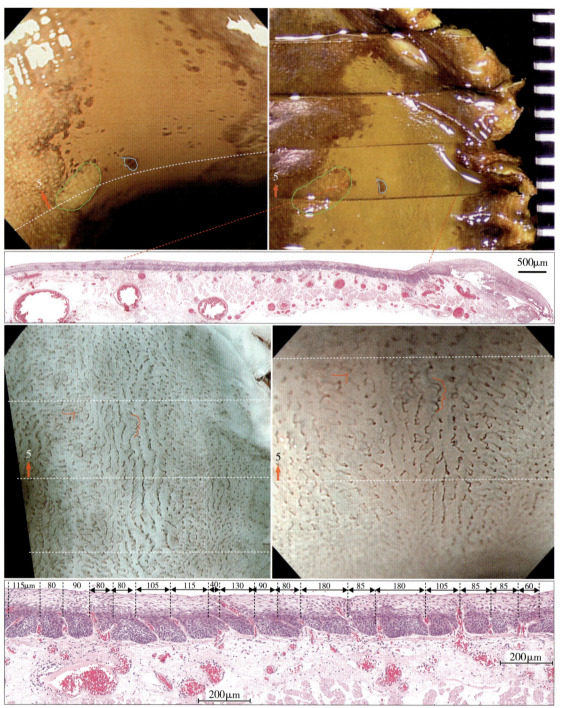

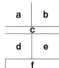

图4 0–Ⅱb型，pT1a–LPM食道癌。

a　行内镜黏膜下剥离术（endoscopic submucosal dissection, ESD）时的碘染色图像。对应固定标本切割图像的切片e的切割线。

b　碘染色的固定标本切割图像。

c　对应的切片5的病理组织图像（低倍放大）。

d　对应的固定标本的BLI观察图像。

e　对应的行ESD时的NBI（narrow band imaging）放大观察图像。由于黏膜不透光，只能观察到血管的顶端，因此可见到环状血管的顶端和点状血管密集的地方及直径不同的丝状血管纵行排列呈虚线的地方。

f　切片5的病理组织图像。以150μm左右的厚度向下增长（downward growth）的癌病灶以80～180μm的间隔并列，血管在其间从基底侧向内腔侧垂直或斜向伸展。放大观察中观察到这些血管的顶端。

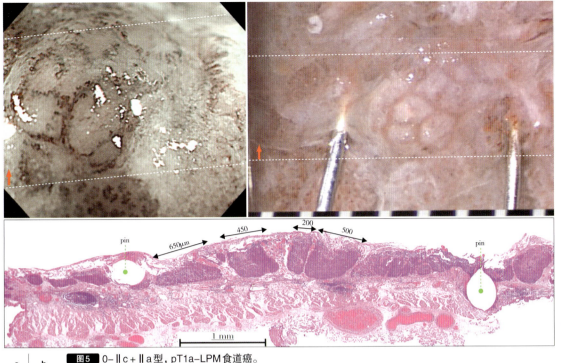

<table>
<tr><td>a</td><td>b</td></tr>
<tr><td colspan="2">c</td></tr>
</table>

图5 0–Ⅱc+Ⅱa型，pT1a–LPM食道癌。

a 行ESD时的NBI放大观察图像。在0–Ⅱc型的一部分轻微增厚2mm左右，放大观察中，500μm程度的AVA–small聚集了4个左右。背景不透光只能观察到顶端部位，顶端分叉为细枝的血管并排列成线状·虚线状包围着AVA，可见到组成完整的环和被切割的形状。

b 新鲜手术切除标本实物的内镜图像。明确标记了AVA–small的两侧。

c 关注区域的病理组织图像。增长（downward growth）的约500μm大小的肿瘤块之间，可见到垂直于内腔侧的肿瘤血管，顶端分叉和扩张。

肿瘤血管，但很难知道该血管与原来的IPCL有何差异。已知在癌组织中的血管也如此纵行排列。

图5是聚集了约4个500μm大小的AVA（avascular area）–small的0–Ⅱc+Ⅱa型食道癌的病例，周围密集分布着分叉螺旋状细枝的Type B1。背景不透光只能见到顶端部位，因此可见到顶端分叉的血管排列成线状·虚线状包围着AVA，形成完整的环和中断的环。这是由于到血管顶部和黏膜表层的距离出现偏差，及表层存在附着物·渗出物等，看到的血管不稳定造成的。可以预测到，向下增长至500μm以内的肿瘤块集中在一起，包围它的血管排列成了栅状。在关注区域AVA–small的两侧打上标记，与相应部位的病理组织图像进行对比，发现肿瘤血管在向下增长的500μm左右的肿瘤块之间垂直于内腔侧，前端出现扩张·分叉。在用夹子标记的关注区域外侧也可见类似的局部增长庞大

的肿瘤块，血管的间隔到肿瘤块的横径比关注区域的短。

Type B2 的形成过程

食道学会分类Type B2的定义是"环状结构受损的血管"，通过思索血管的形成过程，可以得到鉴别是真正的Type B2（=显示真正浸润部位的血管变化）还是Type B1的变化的线索[8]。

图6是2mm大小的0–Ⅱc型食道癌病例，放大观察，血管直径非常细，可见到直径不同方向不规则的变成片断状的血管。脱离了环状结构，所以在食道学会分类中归为Type B2。在各处，也有形成环状的地方，但50~60μm非常小的大小不等的AVA呈石垣状排列，可以预测是微小的浸润性癌。与病理组织图像对比，在病变的右半部分，60~

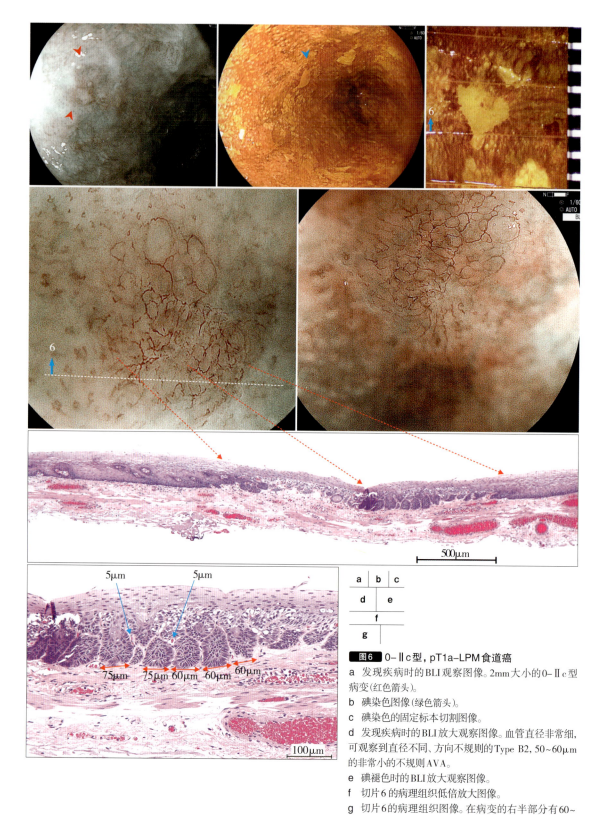

a	b	c
d	e	
f		
g		

图6 0–Ⅱc型，pT1a–LPM食道癌

a 发现疾病时的BLI观察图像。2mm大小的0–Ⅱc型病变(红色箭头)。

b 碘染色图像(绿色箭头)。

c 碘染色的固定标本切割图像。

d 发现疾病时的BLI放大观察图像。血管直径非常细，可观察到直径不同、方向不规则的Type B2，50~60μm的非常小的不规则AVA。

e 碘褪色时的BLI放大观察图像。

f 切片6的病理组织低倍放大图像。

g 切片6的病理组织图像。在病变的右半部分有60~75μm大小的肿瘤块浸润到LPM，其间有5μm的极细的肿瘤血管以不规则方向走行。

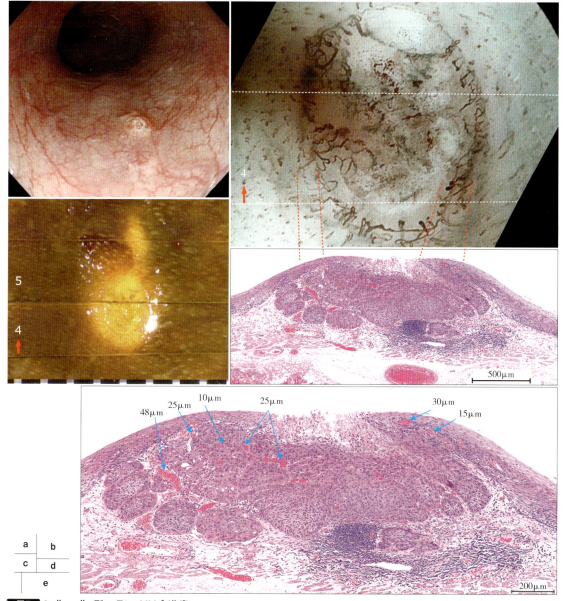

图7 0–Ⅱa+Ⅱc型，pT1a–MM食道癌。

a 　行ESD时的常规观察图像。边缘轻微隆起，中心部位存在浅表凹陷的3mm大小的0–Ⅱa+Ⅱc型食道癌。

b 　ESD新鲜手术切除标本的BLI放大观察图像。与边缘隆起扩张一致的IPCL呈王冠状包围隆起，在顶部连同周边相同组织形成栅状。在病变左侧，延长的从IPCL向凹陷内逐渐转变为不规则分叉的Type B2。

c 　碘染色的固定标本切割图像。

d 　切片4的病理组织低倍放大图像。浸润到上皮内的2mm大小的肿瘤块达到黏膜肌层。

e 　切片4的病理组织高倍放大图像。在边缘隆起的右侧，可见扩张·伸展到向内腔侧排压的上皮内的IPCL。在病变左半部分，可见到因肿瘤上皮进一步变薄，不规则行走于肿瘤中的10~25μm的血管。

75μm程度的小肿瘤块浸润到LPM，5μm左右的极细的肿瘤血管在这些肿瘤块之间向不规则方向走行。这是符合细的Type B2的病变。

　　图7是边缘轻微隆起，中心部位形成浅凹陷的

3mm大小的0–Ⅱa+Ⅱc型食道癌的病例。放大后能见到与边缘隆起扩张·延长一致的IPCL，如王冠状包围着凹陷表面，在顶端连同周围相同组织形成栅状。在距边缘隆起100μm左右的内侧形成边界

清晰的凹陷，右侧附着白色物而变得不清晰，而左侧从延长的IPCL向凹陷内形成不规则分叉，逐渐过渡到Type B2。在病理组织学上，是浸润到上皮内的2mm大小的肿瘤块达到深部黏膜肌层的T1a-MM，IPCL呈栅状排列的边缘隆起的右侧是挤压到内腔侧的向上皮内扩张·伸展的IPCL。在病变左半部分，被肿瘤挤压的上皮进一步变薄，IPCL变得不明确，可见到在肿瘤中不规则走行的10~25μm的血管。

从某处开始变化的炎症到肿瘤血管

在炎症中IPCL的数量增加，有时也会彼此愈合形成栅状。与癌的区别可能就是排列的规则性。没有浸润的EP癌，尤其是基底层癌，有可能保留着原来的IPCL。如保留原有的上皮结构的同时向肿瘤变形，有时也会出现IPCL和Type B1的鉴别困难的情况。在图4所示的病例中，血管表现与炎症性变化的鉴别很难，但由于棘细胞层确实被癌细胞取代，因此表现出边界明确的碘不着色现象。

在浅表性癌也一样，病灶内伴有糜烂时Type B1的排列发生变化，并列成环状、栅状，呈现出网眼状、栅状（格子状·饭盒中使用的绿色隔断）排列[4]。可以说这些与Type B1一样，向着内腔的垂直方向或斜向笔直延长是其特征。

即使是停留在LPM浅层的初期浸润的程度，在从细的癌病灶分叉显示液滴渗透（droplet infiltration）的病变中，出现非常细、直径不同且不规则分叉的Type B2，形成50~60μm程度的非常微小的AVA[9]。出现真正的Type B2是表示真正的浸润的重要信号。

结语

将环形残留作为评价肿瘤血管的要点，从其形成过程难以说就是本质。血管前端密集被看成一条，或与周围的血管连成栅状，血管是活的，结合环境排列会发生变化。IPCL和SECN的存在影响排列变化的可能性很大。向不受排列影响的真正的Type B2变形，是真正的浸润的信号。

参考文献

[1] 有马秀明. 食道黏膜的放大观察研究. Gastroenterol Endosc 40:1125-1137, 1998

[2] Inoue H, Honda T, Nagai K, et al. Ultra-high magnification endoscopic observation of carcinoma in situ of the esophagus. Dig Endosc 9:16-18, 1997

[3] 有马秀明, 有马美和子, 神津照雄等. 食道黏膜碘不着色带的放大观察研究. Gastroenterol Endosc 39:1557-1565, 1997

[4] 有马美和子, 都宫美华, 石川文隆等. 食道浅表癌的精密诊断——定量诊断(staging)：以BLI为中心. 消化内镜 29:2136-2145, 2017

[5] 井上晴洋, 池田晴夫, 佐藤千晃等. 基于内镜观察的食道血管构建. 胃与肠 49:137-147, 2014

[6] 有马美和子, 有马秀明, 多田正弘. 食道色素内镜检查的要点. Gastroenterol Endosc 49:1320-1329, 2007

[7] Oyama T, Inoue H, Arima M, et al. Prediction of the invasion depth of superficial squamous cell carcinoma based on microvessel morphology：magnifying endoscopic classification of the Japan Esophageal Society. Esophagus 14:105-112, 2017

[8] Arima M, Tada M, Arima H. Evaluation of microvascular patterns of superficial esophageal cancers by magnifying endoscopy. Esophagus 4:191-197, 2005

[9] 有马美和子, 有马秀明, 山田透之等. 食道黏膜癌的初期浸润的诊断——从常规内镜的角度. 胃与肠 47:1349-1358, 2012

Summary

Constitution of the Superficial Esophageal Lesions Visualized Via Microvascular Observation Using Magnifying Endoscopy

Miwako Arima[1], Mika Tsunomiya, Ayataka Ishikawa[2]

The subepithelial papillary vessel is a fundamental unit of the esophageal epithelium［synonymous with the intra-epithelial papillary capillary loop (IPCL)］. Inflammation increases the number of the IPCLs, expands and extends its length, divergence, and causes swelling of the tip. The epithelium thickens following inflammatory cell permeation and edema, and only the tip of the IPCL is observed. Therefore, the IPCLs appear as connected in one line or as agglutinates in a fence form. According to the classification by Japan Esophageal Society, type B1 is defined as loop-like irregular vessel. However, they appear as a series of linear dots because only the tip of the micro vessels can be visualized when the epithelium is replaced with cancer cells. B1 vessels alter their arrangement during erosion accompanying the lesion and may appear as a mesh-like pattern or a form of baran (green partition used for lunch).

These micro vessels extend in a straight fashion, either vertically or diagonally toward the lumen. Even in cases with cancer of the initial permeation level, very thin B2 vessels branch off irregularly with unequal diameters. Determining the appearance of actual B2 vessels is essential for diagnosing true permeation.

[1] Department of Gastroenterology, Saitama Cancer Center, Saitama, Japan

[2] Department of Diagnostic Pathology, Saitama Cancer Center, Saitama, Japan

专题　消化道影像的形成过程

放大内镜图像的形成过程

——胃的图像增强并用放大内镜

八尾 建史[1]

摘要●本文利用生物光学知识概述了胃图像增强放大内镜所见的形成过程。对于黏膜来说,重要的主要是光的反射、散射、传播·扩散、吸收等现象。对于腺窝边缘上皮,将光线射到上皮时如果在细胞器和核发生的反向散射聚集在垂直方向上,则可以视觉观察到白色半透明带状的上皮结构。黏膜上皮内微血管是由光吸收现象形成。关于白色不透明物质,血管是通过2种机制(微小脂肪滴①因具有高折射率,射入光线会被反射,②小脂肪滴是强Mie散射粒子,因此在细胞内引发多重散射)被人眼看成不透明的白色物质。通过了解放大内镜图像的物理化学构成,期望除了影像诊断,也能够应用于今后的阐明病情中。

关键词　胃放大内镜　腺窝边缘上皮　血管　白色非透明物质　散射吸收

[1] 福冈大学筑紫医院内镜部　〒818-8502 筑紫野市俗明院 1 丁目 1-1
E-mail : yao@fukuoka-u.ac.jp

前言

放大内镜随着光学技术的发展,并用图像增强观察,可以在微观层次上可视化解剖学结构。但是,如要广泛应用于临床,必须要理解通过图像增强放大内镜观察得到的图像的形成过程,而不是对观察到的图像进行模式分类。因此,必须要理解将光线照射到黏膜时发生的现象,即,理解光线和生物组织的相互作用。研究光线照射到生物体时会发生怎样的物理现象是属于生物光学(bio-optics)[1]的领域。在黏膜主要发生光的反射、散射、传播·扩散、吸收等现象[1, 2]。本文通过这些现象,以腺窝边缘上皮、微血管、白色不透明物质为例,概述了并用窄带成像(narrow band imaging ; NBI)技术的胃放大内镜图像的形成过程。

胃黏膜的放大内镜图像的形成过程

1. 反射

光线照射到黏膜上时发生的现象首先是反射。一般光线照射黏膜,光线通过空气到达空气和黏膜的边界部位。光线的一部分,在这边界部位被反射。反射的程度依存于空气和黏液的折射率之差。空气的折射率为1.0,黏液为约1.3。因此,如**图1a**所示,光线被强烈反射。而其余的光线传播到几乎透明的黏液中。

在黏液中传播的光到达黏液层和黏膜表面的边界部位,但由于黏液的折射率(约1.3)和黏膜的折射率(约1.35)差距很小,因此只有一部分光线发生较弱反射,几乎所有的光线都传播到黏膜内[1]。

顺便说一下,笔者在做NBI胃放大内镜时喜欢

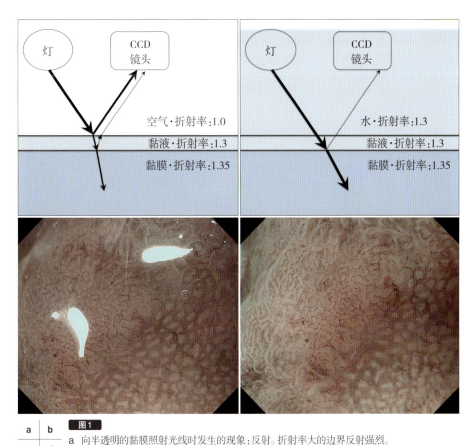

a	b
c	d

图1

a 向半透明的黏膜照射光线时发生的现象：反射。折射率大的边界反射强烈。

b 向半透明的黏膜照射光线时发生的现象：反射（水浸没观察）。水和黏液的折射率几乎相同，因此不发生或几乎不发生反射。

c 常规NBI放大内镜图像。

d 利用浸水法的NBI放大内镜图像。

并用水浸没观察[3]。水浸没观察的优点是内镜前端和黏膜表面之间如果存在水，由于水和黏液的折射率几乎相同，因此不会出现空气中传播的光线在黏液表面被强烈反射的现象。即，如图1b所示，光线不会几乎全被反射而是传播到黏膜内。换句话说，照射光线也不会被反射（光晕）（不会丢失照射的光线），传播到黏膜内，根据照射光线时发生的现象，通过常规观察法可以有效地观察到解剖学结构图像（图1c,d）。

2. 散射和吸收

到达黏膜内的光线主要是因上皮细胞内的细胞器和核而发生散射，扩散到黏膜上皮内。另一方面，在黏膜，光主要是被血管内的天然色素血红蛋白吸收，转换成热能[1, 2]。

胃黏膜是由腺上皮，即单层柱状上皮构成的。尤其是思考放大内镜图像的形成过程时，尝试考虑一下单层柱状上皮垂直排列着的情况。腺上皮方面，给腺窝镶边的腺窝边缘上皮垂直排列时（图2），垂直照射到腺窝边缘上皮的光线，如前所述在细胞内发生散射（图2a）。靠一层程度的上皮细胞的散射光形成不了可视化图像，但细胞在垂直方向排列时，照射的光线发生反向散射（多重散射），在垂直方向聚集的光线经过镜头通过CCD（charge-coupled device）和视频投影仪展示在显示器上（图2b），形成白色半透明的带状腺窝边缘上皮图像[4]（图2c）。

用于图像增强内镜观察法之一的NBI的以

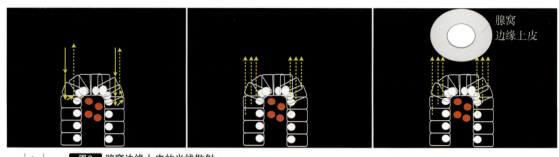

a | b | c **图2** 腺窝边缘上皮的光线散射。

围绕腺窝的腺窝边缘上皮呈垂直排列的情况。垂直照向腺窝边缘上皮的光线在细胞内发生散射。细胞排列在垂直方向上时,照射的光线发生反向散射(多重散射)(a)。发生反向散射的光线聚集在垂直方向上时(b),形成白色半透明的带状腺窝边缘上皮的可视化图像(c)。

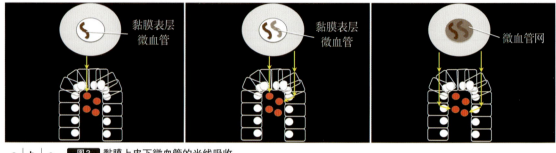

a | b | c **图3** 黏膜上皮下微血管的光线吸收。

a 照射用于NBI的以415nm和540nm为中心波长的窄频光,可以将黏膜表层的微血管描绘成高对比的黑色(在NBI是焦褐色)。

b 从垂直方向排列的腺窝边缘上皮内散射出来的光线,如在间质方向上扩散传播而被间质内的血管吸收,上皮下的微血管以较高的对比度描绘成(在NBI是褐色)。

c 如在微深的腺窝边缘上皮内散射的光线向间质方向传播,由于光线弱不能高对比地描绘出血管,微血管网的吸收聚集起来,间质呈现灰色(在NBI是浅棕色)。

415nm和540nm为中心波长的窄频光更容易被血红蛋白吸收。而且,由于波长相对短,扩散浅、窄。即,照射这些光时,可以将膜表层的微血管描绘成高对比的黑色(在NBI是焦褐色)[5](**图3a**)。

另外,在按垂直方向排列的腺窝边缘上皮内散射的光向间质方向扩散传播,光线被间质内的血管吸收,上皮下的微血管描绘成较高对比度的黑色(在NBI是棕色)(**图3b**)。笔者认为,同样在微深的腺窝边缘上皮内散射的光线传播,由于光线强度弱,不能高对比地描绘出血管,微血管网的吸收聚集起来间质呈现灰色(在NBI是淡褐色)(**图3c**)。

根据上述形成过程,展示1例实际NBI放大内镜图像解释。组织学上的乳头状结构是,在被圆形腺窝边缘上皮包围的窝间部上皮下描绘出了微血管

(**图4a**)。有报告[6]将这称为圆形上皮内血管模式(vessels within epithelial circle pattern;VEC pattern)。如示意图所示,能够知道图像的形成过程,即垂直方向排列的腺窝边缘上皮,因反向散射而被可视化为白色半透明的带状圆形上皮,窝间部上皮正下方的微血管呈高对比的焦褐色,由于窝间部上皮下血管网使窝间部的间质呈淡褐色(**图4b**)。

白色不透明物质的形成过程

笔者等[7-9]报告过,消化道黏膜的白色不透明物质(white opaque substance;WOS)是微小脂肪滴聚集在一起的物体(**图5**)。到目前为止,已有关于消

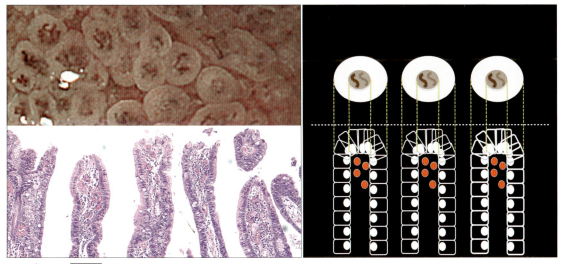

a | b 图4
　　a　组织学上的乳头状结构是，在被圆形腺窝边缘上皮包围的窝间部上皮下微血管被描绘成焦褐色，且窝间部描绘成淡褐色。
　　b　VEC pattern 的形成过程。

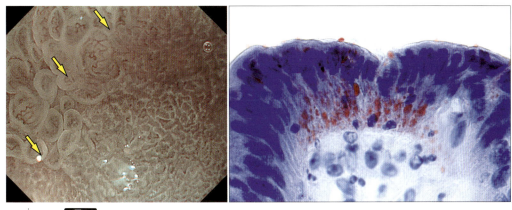

a | b 图5
　　a　早期胃癌 NBI 放大内镜图像。在清晰的分界线（demarcation line）（箭头）的内侧，发现密集的 WOS，无法透视到上皮下的微血管。WOS 存在不整齐，将其用于表面超微结构（S）的指标。根据 VS classification system 判定为 absent MV pattern plus irregular MS pattern（WOS＋）with a demarcation line，诊断为癌。
　　b　活检标本的病理组织学所见。上皮细胞内聚集着微小的脂肪滴（油红 O 染色，×200）。
　　〔转载自 Yao K, et al. Nature of white opaque substance in gastric epithelialneoplasia as visualized by magnifying endoscopy withnarrow-band imaging. Dig Endosc 24;419-425, 2012〕

化道的食管腺癌、胃上皮性肿瘤（腺瘤，癌）、胃肠上皮化生、十二指肠黏膜、十二指肠肿瘤、大肠上皮性肿瘤（腺瘤、癌）、大肠增生性息肉中存在 WOS 的报告[10-15]。那么，聚集起来的脂肪滴为什么会被看成白色不透明物质，思考一下其形成过程。

聚集在细胞内的微小脂肪滴，与周边组织和细胞器相比，具有高折射率（1.48）[16]。如上所述，具有高折射率的物体反射更多的光线（图6）。

另外，散射粒子比光的波长略大时，发生 Mie 散射现象。根据我们的测量，作为 WOS 的本体脂

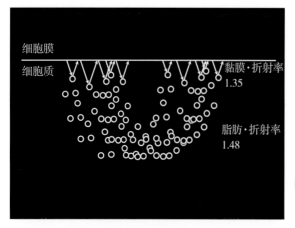

图6 脂肪滴的光反射。脂肪的折射率约为1.48，比细胞的折射率1.35更高。因此，光线到达脂肪细胞时，光线有可能会被脂肪细胞边界强烈反射。

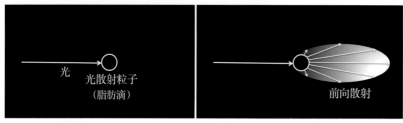

a b **图7**

a,b Mie散射。散射粒子比光的波长还要大一些时，会发生Mie散射现象（a）。在与光线的前进方向相同的方向，即向前的方向上强烈散射。这称之谓前向散射（b）。在生物组织内细胞器和结合蛋白发生前向散射。这些散射粒子比光的波长还要大，前向Mie散射成为主导。另外，散射粒子增大时前向散射会变强。

肪滴的大小在胃上皮性肿瘤中是0.1~4μm[8]，在大肠上皮性肿瘤中是0.1~2μm[9]。即，具有415~540nm中心波长的窄带光照射到100~4000nm大的脂肪滴（散射粒子）上时，发生强烈的Mie散射。光线照射到脂肪滴时发生强烈Mie散射，并因聚集的脂肪滴发生多重散射，光线从黏膜射出的机制如**图7**所示，请做参考。

综上所述，可以理解在细胞器中脂肪滴具有高反射率，细胞内脂肪滴是Mie散射粒子。聚集在一起的脂肪滴被看成WOS的机制可以解释为，照射光由于聚集在肿瘤表层的脂肪滴发生反射·多重散射，因此无法到达上皮下的微血管而不被吸收。由于人类的知觉会将反射光和散射光感知为白色，因此被看成WOS。

结语

本文运用生物光学知识解释了作为表面伴有腺窝等凹凸的腺上皮的胃黏膜图像增强放大内镜图的形成。另外也许还有通过这些无法解释的形成过程。重要的是对于观察到的所见，并不是根据相似程度进行类型化（模式分类），而是理解基本图像所见的形成过程，寻找疾病所特有的所见。笔者认为，这一步骤不仅是对于诊断，更是接近解明病情的第一步。

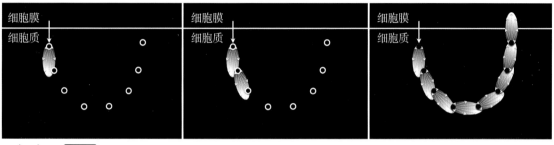

c | d | e   图7

c~e 脂肪滴暂时在垂直方向排列的模型(c)。光线照射到脂肪滴时发生Mie散射(前向散射)(d)。
发生前向散射的光线,在垂直方向排列的脂肪滴中发生前向散射,逐渐扩散。但是,如果没有完全只在光线前进方向散射,光线只是从黏膜表面向深处传播,光线不会从黏膜表面射出(e)。

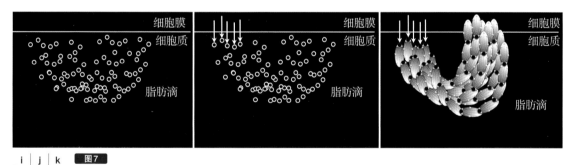

f | g | h   图7

f~h 但是,在生物体内脂肪滴不会在垂直方向上排列,而是以各种角度分布排列。照射到黏膜的光线传播到细胞内,光线到达散射粒子(脂肪滴)时发生Mie散射(前向散射)而扩散(f)。散射的光线传播,当传播至具有一定角度的下一个扩散粒子时,发生一定角度的Mie散射(前向散射)(g)。如图所示,在生物体内以扩散方式传播,一部分光线从黏膜表面射出(h)。

i | j | k   图7

i~k 实际上,扩散粒子(脂肪滴)并非是单纯排列,扩散粒子(脂肪滴)是多重分布的(i)。当光线照射到多重分布的散射粒子(脂肪滴)时(j),重复Mie散射而传播的光线很多重叠在一起,且从复杂的多重散射的黏膜表面射出的光线在CCD上成像,被人的知觉感知为白色(k)。

致谢

对于在撰写本文的过程中给予很多建议的奥林巴斯公司的后野和弘博士表示深深的感谢。

参考文献

[1] 后野和弘. 思考内镜图像的颜色:毛细血管、WOS. 临床消化内科 29;501–505, 2014

[2] Lihong VW, Hsin-i W. Capeter 1. Introduction. Lihong V. Wang, Hsin-i Wu.Biomedical Optics:Principles and Imaging. Wiley-Interscience, USA, pp 1–15, 2007

[3] 八尾建史. 第4章 浸水观察(water immersion technique). 八尾建史. 从动画中学习胃放大内镜技巧. 日本医学中心, pp 23–28, 2012

[4] 八尾建史. 第8章 NBI胃放大内镜所见的形成过程——对于腺上皮窄带光在解剖学上将什么进行可视化?. 八尾建史. 胃放大内镜. 日本医学中心, pp 75–87, 2009

[5] 八尾建史. 窄带成像内镜的原理. 八尾建史. 胃放大内镜. 日本医学中心, pp 67-74, 2009

[6] Kanemitsu T, Yao K, Nagahama T, et al. The vessels within epithelial circle (VEC) pattern as visualized by magnifying endoscopy with narrow-band imaging (ME-NBI) is a useful marker for the diagnosis of papillary adenocarcinoma: a case-controlled study. Gastric Cancer 17:469-477,2014

[7] Yao K, Iwashita A, Nambu M, et al. Nature of white opaque substance in gastric epithelial neoplasia as visualized by magnifying endoscopy with narrow-band imaging. Dig Endosc 24:419-425, 2012

[8] Ueo T, Yonemasu H, Yada N, et al. White opaque substance represents an intracytoplasmic accumulation of lipid droplets: immunohistochemical and immunoelectron microscopic investigation of 26 cases. Dig Endosc 25:147-155, 2013

[9] Imamura K, Yao K, Hisabe T, et al. The nature of the white opaque substance within colorectal neoplastic epithelium as visualized by magnifying endoscopy with narrow-band imaging. Endosc Int Open 4:e1151-1157, 2016

[10] Yao K, Iwashita A, Tanabe H, et al. White opaque substance within superficial elevated gastric neoplasia as visualized by magnification endoscopy with narrow-band imaging: a new optical sign for differentiating between adenoma and carcinoma. Gastrointest Endosc 68:574-580, 2008

[11] Hisabe T, Yao K, Imamura K, et al. White opaque substance visualized using magnifying endoscopy with narrow-band imaging in colorectal epithelial neoplasms. Dig Dis Sci 59:2544-2549, 2014

[12] Hisabe T, Yao K, Imamura K, et al. Novel endoscopic findings as visualized by magnifying endoscopy with narrow-band imaging: White opaque substance is present in colorectal hyperplastic polyps. Digestion 93:127-131, 2016

[13] 田中三千雄, 薄田胜男, 大仓康男等. 十二指肠隆起性病变的放大观察及其诊断学意义. 胃与肠 38:1709-1720, 2003

[14] Yoshimura N, Goda K, Tajiri H, et al. Endoscopic features of nonampullary duodenal tumors with narrow-band imaging. Hepatogastroenterology 57:462-467, 2010

[15] Yoshii S, Kato M, Honma K, et al. Esophageal adenocarcinoma with white opaque substance observed by magnifying endoscopy with narrow band imaging. Dig Endosc 27:392-396, 2015

[16] Johnsen S, Widder EA. The physical basis of transparency in biological tissue: ultrastructure and the minimization of light scattering. J Theor Biol 199:181-198,1999

Summary

Mechanisms Underlying the Visualization of Gastric Mucosal Anatomy and Pathology by Magnifying Endoscopy with an Image-enhanced Endoscopy Technique

Kenshi Yao[1]

The mechanisms underlying the visualization of gastric mucosal anatomy and pathology by magnifying endoscopy with an image-enhanced endoscopy technique were demonstrated using bio-optic theories. It is important to understand the phenomena of reflection, scattering, propagation, diffusion, and absorption of light while analyzing endoscopic images of the gastrointestinal mucosa. Marginal crypt epithelium is visualized as a semi-transparent, whitish, band-like epithelial structure due to the vertical accumulation of backward scattering caused by organelles and nuclei within vertically arranging epithelial cells. Subepithelial microvessels are visualized as a result of the absorption of projected light. Regarding the visualization of a white opaque substance, the following two mechanisms are considered: (1) strong reflection of projected light due to the high refractive index of lipid micro-droplets and (2) intense multiple scattering originating from the multiple lipid micro-droplets with the high Mie scattering coefficient. Because human eyes recognize the reflex and scattering of light as a white color, the lipid micro-droplets were visualized as a white substance that obscures the subepithelial microvessels. As demonstrated in this article, if we understand the mechanisms underlying the visualization of magnifying endoscopic images according to bio-optics, magnifying observation can be used to investigate the pathogenesis of gastrointestinal disorders as well as to diagnose mucosal lesions.

[1] Department of Endoscopy, Fukuoka University Chikushi Hospital, Chikushino, Japan

放大内镜影像的形成过程

——大肠的图像增强放大内镜和色素放大内镜

工藤 丰树[1]

石垣 智之

中村 大树

松平 真悟

矢川 裕介

武田 健一

一政 克朗

丰嶋 直也

三泽 将史

森 悠一

小形 典之

久行 友和

林 武雅

若村 邦彦

石田 文生

工藤 进英

摘要●本文主要概述了大肠的色素放大内镜所见的基础和要点。对于学习掌握pit pattern诊断,从解剖学角度理解pit和被覆上皮细胞的形成过程很重要。通过对比法可以弄清楚黏膜表层部存在的无名沟,避免与pit所见混淆。结晶紫染色法可以判断我们常常遇到的染色不良情况发生的机制是下列的哪一个:①黏膜下层癌和间质反应的暴露,②黏液覆盖,③黏膜上皮的物理损伤。为此在进行放大内镜观察时识别周围不规则pit的存在和有无连续性很重要。根据这些基本认识,可以更加深入理解其后的模式分类(pattern classification)。

关键词　放大内镜　pit pattern　被覆上皮　间质反应　黏液

[1] 昭和大学横浜市北部医院消化器中心　〒224-8503横浜市都筑区茅崎中央35-1
E-mail : s6027@nms.ac.jp

前言

　　大肠的放大电子内镜首次面世是在20世纪90年代初。之后经过了差不多25年,但在日本,对于放大内镜诊断的有用性不仅是在内镜专门医生,甚至在普通临床医生中也已广为人知。但是,放大内镜诊断至今是个难题,大家都认为熟练掌握需要花费时间也是事实。了解现有的各种放大内镜诊断分类的任意模式有时反而使初学者产生混乱。在并用色素或包括NBI(narrow band imaging)在内的图像增强的放大内镜诊断方面,用于定性·定量诊断的放大内镜分类现有很多种[1-9]。在掌握各分类的模式基础上进行诊断是非常有用的,但分类越简单,自然对其模式的认识也会发生局限性。也有不少如根据病例连内镜医生都会苦恼要归到哪个模式(分类)的例子。本文将以放大内镜到底要看什么,为什么会那么显示为中心进行概述。

大肠黏膜放大内镜图像的形成过程

　　放大内镜诊断的基本条件是并用图像增强观察(image-enhanced endoscopy ; IEE)(也包括色素法)。

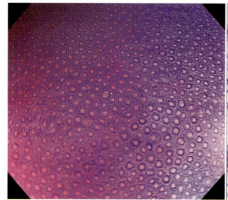
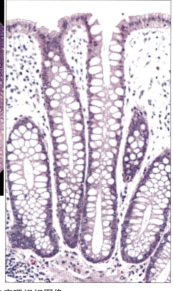

图1 正常黏膜的pit放大内镜图像和病理组织图像。
a 结晶紫染色下的放大内镜像。
b 病理组织图像(HE染色)。

近年来,出现了称为NBI和BLI(blue laser imaging)的光学数字化法,也广为临床上所接受。尤其是在食道和胃等上部消化道诊断中,NBI和BLI诊断被称为当今IEE的主流或干流也非言过其实,但关于"大肠"的黄金标准(gold standard)仍然是基于色素法的pit pattern诊断[1, 2, 10, 11]。因此,本模块将以采用了基于靛蓝撒布的对比法和基于结晶紫的染色法的放大内镜观察为中心进行解释。

1. pit是

大肠的黏膜固有层存在无数的隐窝(crypt),"pit"是指其腺管开口部的形态(图1)。在大肠可以清晰地观察到pit的原因是,对胃黏膜样炎症所见及黏膜表面结构的刺激少,而pit自身不会破裂。根据放大内镜诊断病变的pit与病理组织的腺管结构异型诊断类似。即,如果仔细观察pit结构,并具有对一些包括腺管结构的病理组织学知识,通过运用放大内镜观察在某种程度上能够预测最终病理组织图像(包括定性·定量诊断)。由此,与其熟记凌乱的pit pattern分类,不如通过分析其因果关系,能够实践体内病理组织诊断。

但是,固定后的最终病理组织图像基本上是相对于腺管开口部的竖切面,而pit pattern诊断是横切面。由此,虽同样是腺管结构异型诊断,但观察的方向完全不同。进一步要提醒注意的是,HE染色后的病理组织诊断的基本前提是福尔马林固定,而pit pattern诊断是在生物体内进行的体内诊断(in vivo诊断)。

2. 对比法

现在一般广泛应用的色素是靛蓝。靛蓝是非吸收性色素,本院也用0.2%的该液体在发现病变后喷撒,根据其对比结果进行诊断。对比法的原理是通过喷撒靛蓝使色素潴留在隐窝内腔部,结果可以清晰地描绘出pit。

在正常黏膜需要注意的是网眼状走行的浅沟(无名沟)。靛蓝在物理上潴留在凹凸的凹陷部位,因此不仅是隐窝,还容易潴留于存在很多的无名沟中。由于这些无名沟常常使pit结构难以识别。并且,如在放大内镜中详细观察,会发现实际上pit和pit之间有时也会形成浅沟样结构,这使识别纯粹的pit结构更加困难(图2)。放大内镜观察时要时常将上述情况放在头脑中进行诊断。一般在肿瘤性病变表层部位这种无名沟会消失,肠道伸展也不显

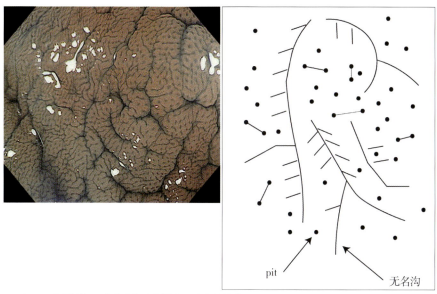

图2 正常黏膜的靛蓝撒布下放大内镜像(a)及其形成过程(b)。大量存在的无名沟使pit结构的识别出现困难。

眼。对比法的目的是清晰地描绘出病变凹凸的对比，IEE是pit pattern诊断所必需的。

3. 染色法

　　广泛使用的染色剂是结晶紫(商品名：龙胆紫)。原来是用于细菌的革兰氏染色等的核染色剂，在20世纪50年代之前作为杀菌消毒剂广泛使用，但现在已经几乎不用。但是，核染色剂还具有组织渗透性，因此该染色剂在理解大肠黏膜的pit结构方面现在仍是非常有用的。并用放大内镜时可以通过超低浓度染色能够识别出清晰的pit结构。在本院将1%的浸泡液稀释20倍，以0.05%的浓度进行染色。结晶紫基本上算是核染色剂，但根据按上述浓度使用的笔者等[12]的研究，380倍的超放大内镜观察(endocytoscopy；EC)也很难识别出清晰的核。其主要原因是，被稀释成超低浓度液，因此核染色程度没有达到能被肉眼识别的水平，结果只有最表层的覆盖上皮细胞(大部分是吸收上皮细胞)被染色。因此，在本院通过并用1%的亚甲蓝可以得到清晰的核染色[12]。

　　那么染色后通过放大内镜究竟要看什么？如前所述，虽然腺腔开口部的pit不被染色，但实际上其周围也有如覆盖上皮那样没有被染色的区域。这些是称之为腺窝周边上皮，上皮细胞和杯状细胞作为黏膜最表层突出来的部分。该区域存在很多在覆盖上皮中几乎不存在的杯状细胞等，因此可能是黏液的影响使染色低下。放大内镜观察时，显示如同煎鸡蛋样的染色状态(图3)。在NBI放大观察中，将该区域和腺腔开口部(pit)合起来称为表面图像(surface pattern)[13](图4)。

染色不良所代表的含义

1. 黏膜下层浸润癌露出

　　结晶紫染色放大内镜观察的染色不良所见是我们在日常诊疗中经常会遇的情况。那么这里究竟发生了什么？如在前一部分所说明，结晶紫染色剂主要染色黏膜表层的覆盖上皮细胞。即，因某种原因被覆上皮细胞受损时容易发生着色过浅。实际上在黏膜上皮发生的癌细胞浸润黏膜，继而应该浸润黏膜下层，而伴随着这些会发生黏膜下层癌露出表层和黏膜层自毁·脱落，很快被覆上皮细胞会完全消失。胶原纤维组成的疏松结缔组织构成了黏膜

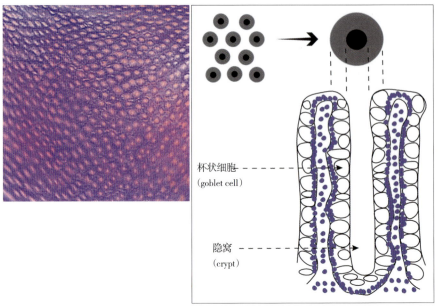

杯状细胞
(goblet cell)

隐窝
(crypt)

a | b **图3** 正常黏膜的结晶紫染色下放大内镜图像(a)及其形成过程(b)

下层，伴随着癌细胞浸润的成纤维细胞增生引起间质反应(desmoplastic reaction；DR)，这些露出表层时不会被结晶紫染色剂所染色(图5,6)。即，pit会完全消失。这就是在放大内镜观察时所谓的pit所见中称为"无结构"的现象形成机制。

2. 黏液的覆盖

重申染色不良的机制中不能忽略的因素是黏液的存在。与小肠相比，大肠是黏液生成非常多的脏器，黏液本身是由黏膜上皮尤其是隐窝中分布很多的杯状细胞生成的。因此内镜观察时，尤其是放大内镜的pit pattern诊断时，必须尽量清除病变表层附着的黏液(mucus cap)(图7)。

结晶紫染色主要是对pit周围的被覆上皮进行染色，但该部位的黏液清除不干净，因此有时会出现如前述的误诊为SM癌导致的无结构所见(图8)。应该在使用链霉蛋白酶等的同时有耐心地努力清除黏液，但即便这样有时也难以清除干净(图9)。

黏膜表层部位(管腔侧)的被覆上皮细胞大部分是由吸收上皮细胞构成，而隐窝内腔部位大部分是杯状细胞(图3)。因此，即便清除了表层的黏液，存在于隐窝侧面的杯状细胞随着时间的流逝生成新的黏液，表层终究会被黏液物质所覆盖。例如，

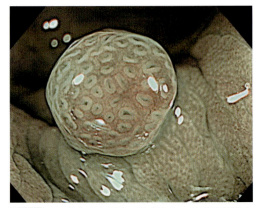

图4 NBI放大观察图像。可以认出pit和腺窝周边上皮混合在一起的surface pattern。

在SSA /P(sessile serrated adenoma/ polyp)的病理组织图像中，隐窝底部的扩张和杯状细胞增生是特征性所见，当然如用放大内镜从pit侧观察这些，作为特征性所见应该会呈现腺腔开口部的扩张所见和黏液增生[14](图10)。

重要的是要看清楚不染色所见是"无结构pit"造成的还是"黏液物质等覆盖"造成的，这个鉴别诊断与其后的治疗方案直接相关。诊断的要点是不染区域周围有无连续性(图11)。如果SM癌暴露，

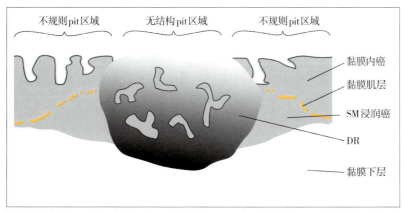

图5 黏膜下层浸润癌和间质反应的暴露机制。癌细胞黏膜下层浸润伴发间质反应（DR），DR很快暴露出黏膜表层。
DR：纤维成形性反应（desmoplastic reaction）

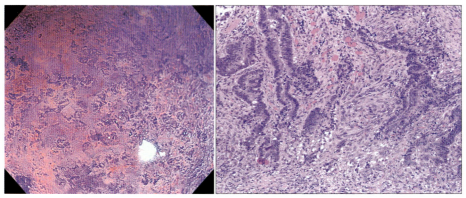

a | b

图6 结晶紫染色下放大内镜观察的染色不良所见。
a 结晶紫染色下放大内镜观察中可见无结构表现（VN型pit pattern）。
b 病理组织图像。在表层部位可见癌腺管和间质反应（DR）表现。

则不染区域周围差不多100%存在不规则pit，其结构不规则几乎都伴有连续性。仔细观察病理组织标本可以发现肿瘤细胞基本上都呈现出连续性浸润。但是，因黏液等覆盖物质造成不染区域周围与同一部位明显缺乏连续性。因此，遇到这种所见时要重新回到周围的pit结构，仔细观察有无不规则pit结构及与染色不良区域有无连续性。只是一味地记下pit pattern分类，难以理解在那里发生了什么。最理想的是能通过放大内镜观察在头脑中描绘出实际病理组织图像，要达到这种程度，进行放大内镜诊断的内镜医生自己也要在平时开始就习惯于用显微镜观察切除样品的病理组织标本。

3. 被覆上皮的损伤

出现被覆上皮被施加某种物理刺激而上皮黏膜受到损伤等情况时，也会出现如前所述的结晶紫染色不良表现。由于被覆上皮黏膜的损伤·缺损就是吸收上皮细胞的损伤·缺损，因此会形成色素染色不良所见（图12）。最多的病例是，内镜前端的接触、出血及non-traumatic tube造成的刺激，还有活检的影响等。其中需要注意的是，因肿瘤性病变（尤其是SM癌以深的病变是易出血性病变）、内镜接触等一旦造成出血，无论用水清洗多少次都不会染色的情况较多。而且，在不具备放大内镜的设施进行组织活检仍然是诊断的黄金标准（gold standard），因此在放大内镜观察时，尤其是遇到染色不良时，确认有无以前医生的活检等非常重要。

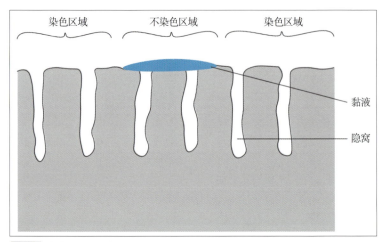

图7 黏液覆盖。黏液盖住腺腔开口部，难以识别pit。

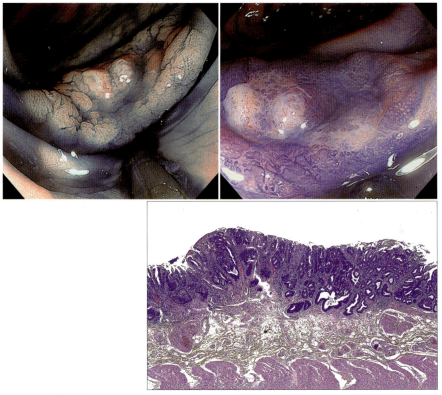

a	b
	c

图8 SM癌的无结构所见和误诊病例。

a 在靛蓝喷撒图像中，中央部位凹陷内部出现隆起，第一时间怀疑是SM浸润癌。

b 在结晶紫染色图像中，出现染色不良所见，但如仔细观察会发现周围pit并非不规则，而且也缺乏连续性。

c 病理组织图像。癌腺管增生压迫黏膜肌层，但未见超过肌层的浸润和DR（间质反应）。

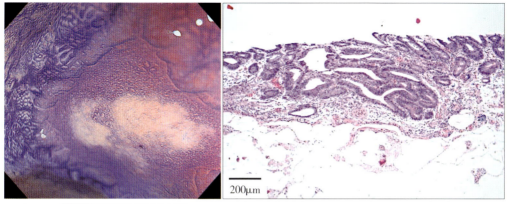

图9 黏液难以清除的病例。

a	b

a 在结晶紫染色图像中，发现染色不良，但与周围不规则 pit pattern 所见无连续性。
b 病理组织图像。癌腺管向黏膜下层轻度增生，未见明确的 DR（间质反应）所见。

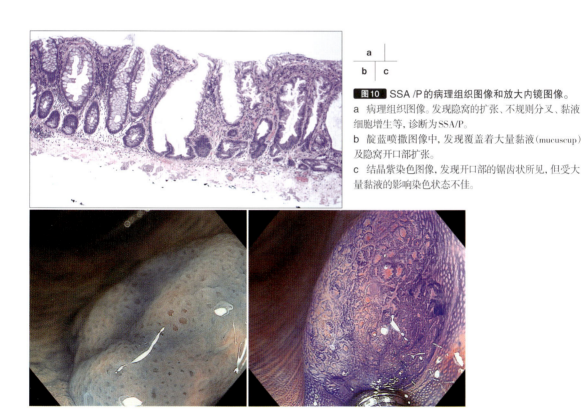

a	
b	c

图10 SSA/P 的病理组织图像和放大内镜图像。

a 病理组织图像。发现隐窝的扩张、不规则分叉、黏液细胞增生等，诊断为 SSA/P。
b 靛蓝喷撒图像中，发现覆盖着大量黏液（mucuscup）及隐窝开口部扩张。
c 结晶紫染色图像，发现开口部的锯齿状所见，但受大量黏液的影响染色状态不佳。

结语

本文用尽可能浅显易懂的文字解释了大肠的色素放大内镜诊断的要点。重要的是通过放大内镜所见如何能够想象出病理组织图像。为此，这次有必要回到源头重新思考用放大内镜究竟要看什么，我们在日常使用的各种诊断分类为什么会有那样的形成过程。虽然由于版面的关系，部分省略了 NBI 等窄带光观察和 EC 等超放大内镜观察的解释，但 NBI 的基本情况在本期的食道和胃的部分进行了详细的解释，请参考。

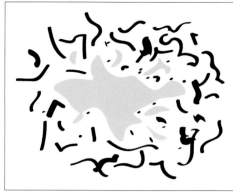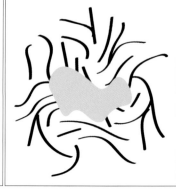

a | b 　**图11** 染色不良所见的鉴别诊断要点。
a　SM癌暴露(无结构pit)时,染色不良区域的周围存在不规则pit,有连续性。
b　黏膜物质等覆盖时,染色不良区域的周围不存在不规则pit,而且没有连续性。

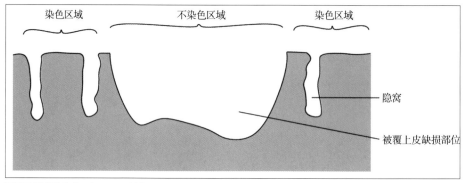

图12 黏膜上皮(被覆上皮)缺损。

参考文献

[1] Kudo S, Hirota S, Nakajima T, et al. Colorectal tumours and pit pattern. J Clin Pathol　47:880–885, 1994

[2] Kudo S, Tamura S, Nakajima T, et al. Diagnosis of colorectal tumorous lesions by magnifying endoscopy. Gastrointest Endosc 44:8–14, 1996

[3] Matsuda T, Fujii T, Saito Y, et al. Efficacy of the invasive/non-invasive pattern by magnifying chromoendoscopy to estimate the depth of invasion of early colorectal neoplasms. Am J Gastroenterol 103:2700–2706, 2008

[4] Sano Y, Ikematsu H, Fu KI, et al. Meshed capillary vessels by use of narrow-band imaging for differential diagnosis of small colorectal polyps. Gastrointest Endosc　69:278–283, 2009

[5] Kanao H, Tanaka S, Oka S, et al. Narrow-band imaging magnification predicts the histology and invasion depth of colorectal tumors. Gastrointest Endosc 69:631–636, 2009

[6] Wada Y, Kudo SE, Kashida H, et al. Diagnosis of colorectal lesions with the magnifying narrow-band imaging system. Gastrointest Endosc　70:522–531, 2009

[7] Sano Y, Tanaka S, Kudo SE, et al. Narrow-band imaging(NBI) magnifying endoscopic classification of colorectal tumors proposed by the Japan NBI Expert Team. Dig Endosc　28:526–533, 2016

[8] Kudo SE, Wakamura K, Ikehara N, et al. Diagnosis of colorectal lesions with a novel endocytoscopic classification—a pilot study. Endoscopy　43:869–875, 2011

[9] Kudo T, Kudo SE, Mori Y, et al. Classification of nuclear morphology in endocytoscopy of colorectal neoplasms. Gastrointest Endosc　85:628–638, 2017

[10] Zhang QW, Teng LM, Zhang XT, et al. Narrow-band imaging in the diagnosis of deep submucosal colorectal cancers: a systematic review and meta-analysis. Endoscopy　49:564–580, 2017

[11] Sakamoto T, Nakajima T, Matsuda T, et al. Comparison of the diagnostic performance between magnifying chromoendoscopy and magnifying narrow-band imaging for superficial colorectal neoplasm: an online survey. Gastrointest Endosc　87:1318–1323, 2018

[12] Ichimasa K, Kudo SE, Mori Y, et al. Double staining with crystal violet and methylene blue is appropriate for colonic endocytoscopy: an in vivo prospective pilot study. Dig Endosc 26:403–408, 2014

[13] Oka S, Tanaka S, Takata S, et al. Clinical usefulness of narrow band imaging magnifying classification for colorectal tumors

based on both surface pattern and microvessel features. Dig Endosc 23(Suppl 1):101–105, 2011

[14] Kimura T, Yamamoto E, Yamano HO, et al. A novel pit pattern identifies the precursor of colorectal cancer derived from sessile serrated adenoma. Am J Gastroenterol 107:460–469, 2012

Summary

Constitution of the Endoscopic Image—Magnifying Image Enhancement and Chromo-endoscopy of the Colorectal Lesion

Toyoki Kudo[1], Tomoyuki Ishigaki,
Hiroki Nakamura, Shingo Matsudaira,
Yusuke Yagawa, Kenichi Takeda,
Katsuro Ichimasa, Naoya Toyoshima,
Masashi Misawa, Yuichi Mori,
Noriyuki Ogata, Tomokazu Hisayuki,
Takemasa Hayashi, Kunihiko Wakamura,
Fumio Ishida, Shin-ei Kudo

We have mainly explained the basics and main point of magnifying chromoendoscopic findings. It is important to understand the composition of pits and epithelial cells from an anatomical viewpoint when learning pit pattern diagnosis. Therefore, we must be able to identify the presence of an innominate groove in the mucosal epithelium and not confuse it with pit findings when using the contrast method with indigocarmine. When the crystal violet staining method is used, it is important to differentiate which mechanisms that often result in poor staining are caused from the following: (1)exposure of submucosal invasive cancer or desmoplastic reaction, (2)mucous coating (mucus cap), and (3)physical injury to the mucosal epithelium. For this purpose, it is important to identify whether there are irregular pits around the poorly stained area or continuity of pits. This can help us better understand the pit pattern classification by basic recognition.

[1] Digestive Disease Center, Showa University Northern Yokohama Hospital, Yokohama, Japan

专题　消化道影像的形成过程

消化道病变超声内镜图像的形成过程

赤星 和也[1]
久保川 贤
大屋 正文[2]
森 俊明[3]

摘要●本文以超声学理论为基础, 概述了消化道病变超声内镜图像的形成过程。超声内镜图像是通过探头用电发出短时间的超声, 其射入到体内, 在体内的大多数分界面经过反射、散射、屈折等被回收到, 再转换成电信号, 最终形成图像。因此超声内镜图像含有由于各种反射现象而产生的伪影(artifact)。要提高临床一线超声内镜检查的诊断能力, 重要的是用超声学正确解释观察到的超声影像反映射入消化道壁内的超声发生了什么现象。

关键词　超声内镜检查　消化道　超声学　病理组织学

[1] 饭塚医院消化内科　〒820-8505 福冈县饭塚市芳雄町 3-83
　　E-mail : kakahoshi2@aol.com
[2] 同　病理科
[3] 同　中央检查部

前言

超声内镜检查(endoscopic ultrasonography；EUS)是空间分辨率高的断层扫描内镜检查(tomographic endoscopy)[1], 能够通过超声断层图像诊断消化道病变的很好的检查方法。如要在临床应用中充分发挥EUS作用, 必须正确理解观察到的超声断层图像反映了什么现象。为此, 重要的是充分理解超声在人体组织内传播时发生的各种现象及探头接受其变化形成图像的超声诊断装置的原理。本文从超声学角度概述了作为诊断用EUS广泛普及使用的扇形扫描型超声探头的消化道病变的EUS图像的形成过程。

什么是超声

人类能够听见的声音的频率约为15~20KHz。超声是人类听不到的高频声波。目前在临床一线使用的EUS的超声频率为5~20MHz[2]。超声与光线一样, 具有几乎直线传播和反射的特性。超声入射到体内时, 在传播的过程中由于反射、散射、扩散、透过、吸收、屈折等而发生衰减(**图1**)。在声学性质不同的物质(**表1**)的分界面出现反射, 声波阻抗(物质的密度和音速的乘积)之差越大其强度越大, 透过波越弱[2, 3]。

超声断层法

超声断层法是用电生成短时间的超声, 将其射入体内, 在体内多数界面经过包括屈折和散射等在内的所有反射现象接收并测定返回来的超声, 再将其转换为电信号最终构建断层图像的方法[2, 3]。

目前市场销售的扇形扫描型EUS有2种, 即机械扇形扫描型细径探头和电子扇形扫描型EUS专用机(**图2**), 不同机型的超声断层图像构建法也不同[4, 5]。

超声波束和空间分辨率

空间分辨率是能够识别2个不同反射体的最小距离, 可分为距离分辨率(声束前进方向上的识别能力:纵向分辨率)和方位分辨率(垂直于声束的方向上的识别能力:横向分辨率)(**图3, 4**)[2, 3]。计算超声波的距离分辨率($\triangle X$)(**图5**)及扫描方向的方位分辨率($\triangle y$)的公式:$\triangle X = n\lambda / 2$(n:脉冲波一个单位长度内的波数, λ:波长), $\triangle y = 1.22\lambda X / D$(X:探头和对象物体间距离, D:振动子的直径)[3]。另外, 计算波长(λ)的公式:$\lambda = c / f$(c:超声传播速度, f:频率)。即, 探头的频率越大距离分辨率越高, 频率越高振动子直径越大方位分辨率越高。而且, 超声波束在探头附近(近距离声场)大概以平面波形式直线前行。但是超过近距离声场(远距离声场)时, 声束会逐渐扩大。因此, 在近距离声场空间分辨率高。

现在的细径探头采用无焦距调节功能的平面振动子, 因此病变在近距离声场(距探头2~10mm)的扫描中获得清晰的影像(**图3**)。电子扫描式EUS专用机具有焦距调节功能, 通过设好焦距可以使声束变细(**图4**)。但是, 由于实际操作中存在超声衰减, 因此为了得到高清图像多数将焦距设定在离探头10~20mm远的位置。

最近的EUS(7.5~20MHz)的距离分辨率、方位分辨率大概可以推测为0.1~0.5mm和0.5~2mm。

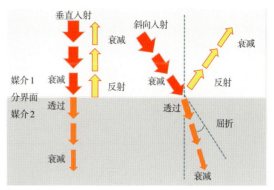

图1 超声在分界面的变化。

超声在生物体内传播时发生的现象和伪影(artifact)

1. 反射

在声学性质不同的物质的分界面会发生反射现象。2种不同物质的声波阻抗之差越大反射强度越强。而且, 超声遇到比其波长大的物质时(参考「4.散射和干涉」), 垂直入射反射最强, 入射角越大反射越弱[2, 3]。因此, 超声垂直入射的情况下, 反射面的形状为平面时形成强的线状高回声区, 有凹凸时凹凸的底部和顶部反射强烈, 而斜坡的反射弱, 因此形成强回声和弱回声交替出现的虚线状(不规则)(**图6**)[6]。

声影:遇到结石及钙化(**图7**)等时, 由于反射强, 再往前的方向上无回声, 呈现出黑带状的伪影。

表1 不同传播物质的声学特性

物质	音速 (m/s)	密度 (kg/m³)	声波阻抗 (10⁶kg·m⁻²·s⁻¹)	衰减常数 (dB·cm⁻¹ at 1MHz)
空气	330	1.29	0.0004	12
水	1530	1000	1.5	0.002
脂肪	1460~1470	920	1.35	0.8
肝脏	1535~1580	1060	1.64~1.68	0.9
肌肉	1545~1630	1070	1.65~1.74	1.5~2.5
骨	2730~4100	1380~1810	3.75~7.38	3~13

〔转载自:管和雄.声音基础.管和雄.通俗易懂的声音基础和腹部回声实技.医疗科学社, pp 8-27, 2015, 部分修改〕

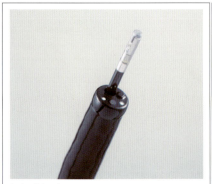 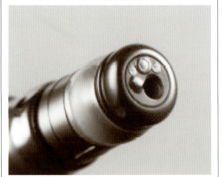

细超声探头(P2226, FUJIFILM)
扫描方式:机械扇形扫描
探头外径:2.7mm
使用频率:12~20MHz
适用病变:主要是早期消化道癌和小型黏膜下病变

超声内镜专用机(EG-580UR, FUJIFILM)
扫描方式:电子扇形扫描
探头外径:11.4mm
使用频率:5~12MHz
适用病变:早期至进展期消化道癌、黏膜下病变、胰腺疾病及胆道系统疾病等

a	b

图2 EUS的种类。
〔转载自:赤星和也等. 上部消化道超声内镜诊断. 消内镜 29:404-410, 2017, 修改一部分〕

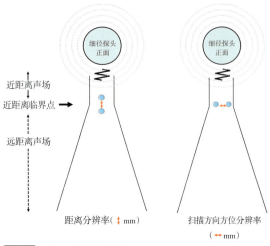

图3 细径探头的空间分辨率。

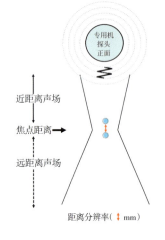 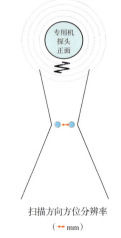

图4 EUS专用机的空间分辨率。

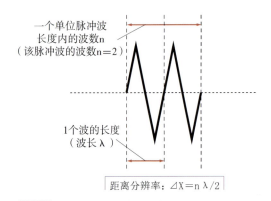

图5 超声的波形和距离分辨率。

2. 衰减

超声在生物体内传播时,除了其振幅和强度的下降,由于扩散、散射、反射等超声波的强度会逐渐减弱。这种衰减随着频率增大而加强,透过性下降。频率为5MHz时只透过约8cm,10MHz时约4cm,20MHz时约2cm[7]。

吸收衰减(**图8**):由于空气的强烈吸收,在此前的前进方向上形成无回声,呈现与声影同样的黑带状伪影。

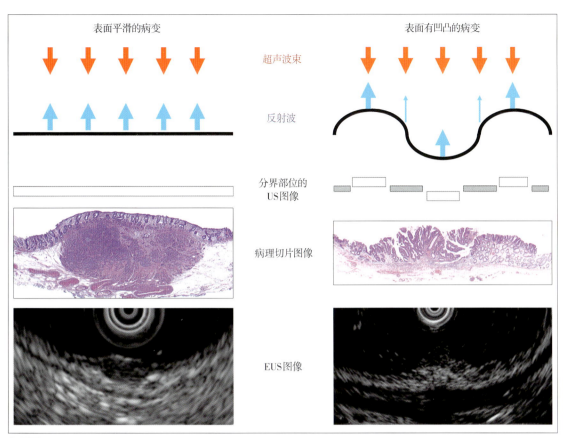

图6 病变的表面性状和超声断层图像。在表面平滑的病变，显示第1层清晰而且厚度也是一定的，但在有凹凸的病变中第1层呈不清晰的虚线状。

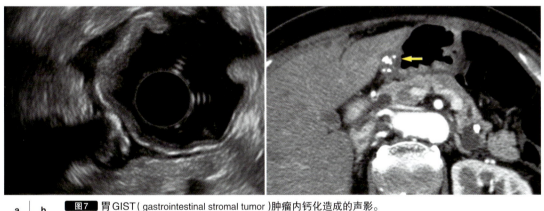

a | b

图7 胃GIST（gastrointestinal stromal tumor）肿瘤内钙化造成的声影。
a EUS图像。在与胃壁第4层连在一起的低回声肿瘤内发现伴有声影的强回声。
b CT图像。在同病变（黄色箭头）内发现钙化。

3. 屈折

　　超声在声学性质不同的物质的分界面斜向入射时，传播方向会发生改变（屈折）（**图1**）。

　　外侧阴影：在球状结构物的切线附近行进的超声波束发生屈折，或者通过临界角发生全反射，原来的行进方向上出现没有超声波束的声影的伪影称之为外侧阴影（**图9**）[2, 3, 8]。由于这个外侧阴影的存在，常常无法观察到隆起性病变起始部位的病变和

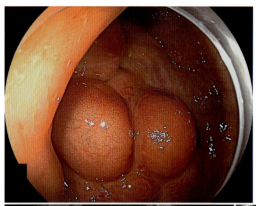

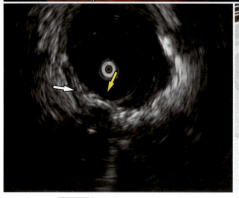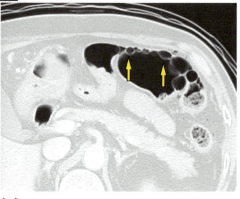

a
b | c

图8 肠壁囊样积气症病变部位的吸收衰减。

a 内镜图像。在降结肠发现数个SMT样隆起。

b EUS图像。大肠壁第3层(SM,白色箭头)内伴有因空气的吸收衰减造成的声影的强回声(黄色箭头)。

c CT图像。大肠壁内可见空气潴留(黄色箭头)。

附近正常消化道壁5层构造的关系。这些成为隆起型癌的浸润深度诊断和内腔发育型黏膜下肿瘤(submucosal tumor; SMT)的局部层次诊断出现误诊的原因。为了防止这些,将探头移到隆起的两侧起始部位,使起始部位不要出现外侧阴影,正确评价病变与附近的正常消化道壁5层构造的关系,这对于提高EUS的诊断能力很重要(图10)[9]。

4. 散射和干涉(图11)

超声在遇到比波长小的声学性质不同的物质的分界面时发生散射。波长为12MHz时,通过用超声波束和空间分辨率表示的公式是 $\lambda = c / f$,可以计算出在水中 $c = 1530 \text{m/sec}$ 时,$\lambda = 1530 \times 10^3 \text{mm} /12 \times 10^6 = 0.1275 \text{mm}$。即,超声波遇到小于0.1275mm的小结构体时会发生散射。另外,状态及振幅等不同的2种以上超声波通过冲突发生合成,出现超声

变强或变弱的现象称为干涉[2]。

反向散射(图12)[3]:对象物体内的反射物小于超声的波长,且分布不均匀时,超声的反射波会相互冲突(干涉),产生射向探头的强反射波。这种反射称为反向散射,其结果是对象物内的回声强度提高。

5. 扫描厚度造成的合成图像

探头在扫描方向的前后有一定厚度(切面厚度),给这一部分也发射超声波,可以接受到反射波。因此,在扫描厚度内的声束位置,对象物体和与其邻接的结构也会在同一影像中重叠显示(图13)而形成伪影。例如,如果黏膜肌层正下方的血管(无回声)和黏膜下层(高回声)在探头扫描厚度内同时存在则出现合成,作为SM癌样的低回声区域显示在同一断面上[2]。

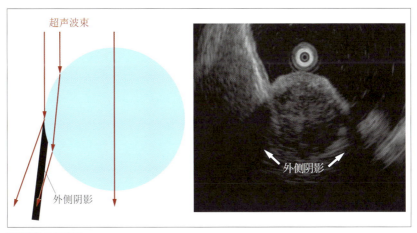

图9 外侧阴影。

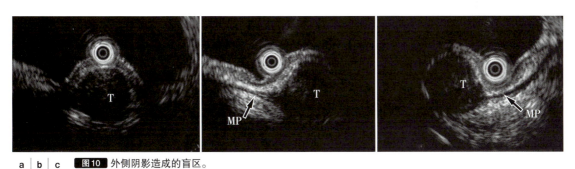

a | b | c   **图10** 外侧阴影造成的盲区。

a 从SMT正上方开始的扫描中，由于两侧的外侧阴影无法确认肿瘤存在的局部层。T：肿瘤。

b,c 从两起始部开始的扫描中，外侧阴影发生移动，可以知道肿瘤来源于固有肌层。MP：黏膜下层

〔转载自：Akahoshi K. Instrumentation. In Akahoshi K, et al（eds）. Practical Handbook of Endoscopic Ultarsonography. Springer, Tokyo, pp 3–12, 2012, 部分修改〕

如上所述，探头发射的超声波在生物体内传播过程中发生各种现象，变化结果的反射波返回到探头形成影像。因此，检查者所看到的超声断层影像还含有很多各种反射信号生成的伪影带来的假象及虚象等，需要注意对其进行解读。

正常消化道壁的EUS影像

正常消化道壁从构成的层结构的声学特点，基本上可以描述成Aibe等[10]报告的5层结构（**图14**）。从组织学上，管腔侧（存积的脱气水无回声区）到第1层的高回声层（从反射强的边界的回声反映表层的黏液及黏膜表层）和第2层的低回声层（反映密集的黏膜固有层）对应黏膜层，第3层的高回声层（反映脂肪及血管等的性状不同的组织不规则地混在一起

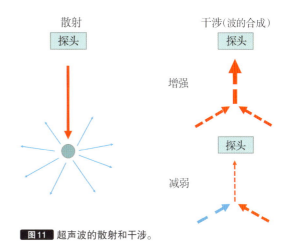

图11 超声波的散射和干涉。

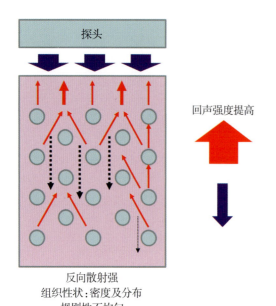

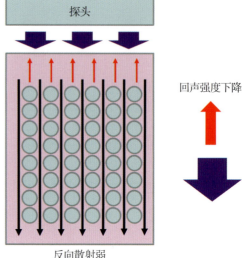

反向散射强　　　　　　　　　　　　　反向散射弱
组织性状：密度及分布　　　　　　　　组织性状：密度及分布
规则性不均匀　　　　　　　　　　　　规则性均匀

图12 组织性状造成的反向散射和回声强度的变化。

〔转载自：若杉聪. 基础总论. 若杉聪. 腹部回声诊断111步骤. 中外医学社, pp 1-49, 2014, 部分修改〕

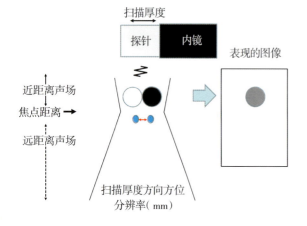

图13 扫描厚度造成的伪影。

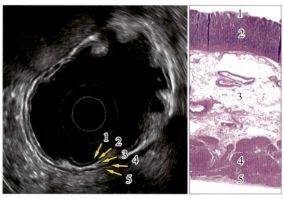

a | b **图14** EUS专用机（12MHz）的正常胃壁5层结构（a）和对应的组织图像（b）。

1. 第1层（黏膜层表面），2. 第2层（黏膜层），3. 第3层（黏膜下层），4. 第4层（固有肌层），5. 第5层（浆膜下层、浆膜）。

的反射面很多的黏膜下层组织）对应黏膜下层，第4层的低回声层（反映密集的肌肉组织）对应固有肌层，最外层第5层的高回声层（边界回声）对应浆膜下层和浆膜。

消化道癌的EUS图像和浸润深度诊断

消化道癌是从黏膜向浆膜方向发育的，因此在EUS观察中，从第1层到第5层根据其浸润程度，正常消化道壁各层的超声学声音特性发生变化。

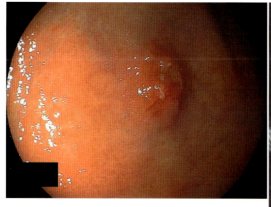
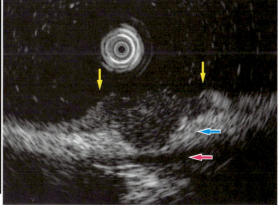
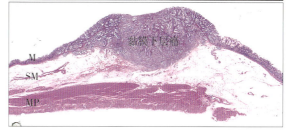

黏膜下层癌

M
SM
MP

图15 0-Ⅰ+Ⅱc型胃黏膜下层癌。

a 内镜图像。胃体下部前壁可见10mm的0-Ⅰ+Ⅱc型癌。

b EUS图像。可见第1层不清晰(黄色箭头)和至第2层~第3层(青色箭头,SM)深层的低回声区,但第4层(红色箭头,MP)以深部位正常(intact)。诊断为SM2的癌。

c 病理组织图像。外科手术切除标本的病理组织诊断是SM2的黏膜下层癌。M:黏膜,SM:黏膜下层,MP:固有肌层。

〔转载自:Akahoshi K. Ultrasound Catheter Probe(UCP). In Akahoshi K, et al(eds). Practical Handbook of Endoscopic Ultrasonography. Springer, Tokyo, pp 13-29, 2012, 部分修改〕

EUS通过发生变化的层最深部位来诊断浸润深度(图15)[4, 9]。癌症部分在EUS影像上一般表现为低回声区。判断浸润深度深的主要理由是癌症浸润伴发的周围组织变化(挤压、浮肿、纤维化、淋巴细胞浸润等)。这些变化在EUS影像上与癌本体一样表现为低回声区,判定为癌症的一部分。另外,判断浸润深度浅的主要理由是存在超过EUS的空间分辨率的微小浸润[4, 9, 11]。

根据EUS影像推测消化道病变的组织性状

EUS可以描述消化道壁5层结构,对上皮下病变的局部存在层诊断(病变是在黏膜下层内还是固有肌层内等)有用[8, 9]。而且,根据病变的病理组织结构不同入射的超声的变化会不同,因此可以在一定程度上通过超声影像推测组织性状[4, 11-14](图16)。

1. 回声强度(表2)

病变内部没有反射源时表现无回声(显示漆黑),可以推测为液体即囊肿(图17)。但需要注意的是,均匀的肿瘤组织密集增生的肿瘤内部几乎没有反向散射等反射,呈无回声样(图18)表现。病变内部存在反射源时,称为有回声反射(Echogenicity)的病变,根据与周围脏器的灰度差异,可分为①低回声(与固有肌层相等),②等回声(与肝脏及胰腺相等)(图19),③高回声(比等回声更白)(图20)[4, 11-14]。在EUS上病变显示回声强度低时,可以推测其内部结构物由均匀的肿瘤组织构成,无反向散射(图12),或者纤维成分(纤维化)多而超声被吸收的多等。反过来可以类推,病变的回声强度高时,易发生反射,病变内部的组织性状、肿瘤组织分布不均及混有各种组织(图19,21)等[3, 8, 15]。

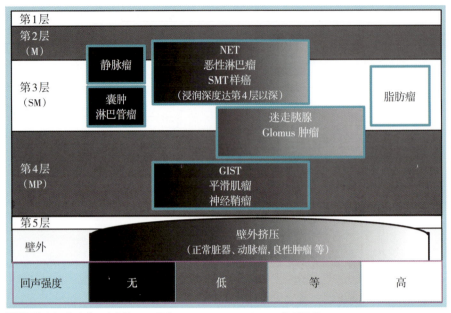

图16 消化道黏膜下病变的EUS图像(局部存在层和回声强度)鉴别诊断。

〔转载自: 赤星和也等. 胃·十二指肠——超声内镜. 日本消化器内镜学会卒后教育委员会〔编〕. 消化系统内镜手册,
修订第2版. 日本医学中心, pp 263-273, 2017, 部分修改〕

表2 与回声强度对应的超声学及病理组织学所见

回声强度	色调	超声学所见	病理学所见
强回声 strong echo	雪白	强反射(与邻近组织声波阻抗差距非常大的物质)	钙化、气体等
高回声 hyperechoic	漆黑	反射面多, 每个反射也略强	细胞间隙多的组织、脂肪、玻璃样变性等
等回声 isoechoic	与正常肝脏及胰腺等同	反射面的密度和每个反射的强度与肝脏及胰腺等同	内部性状有些不均匀的实体瘤等
低回声 hypoechoic		反射面的密度低, 每个反射的强度弱	内部性状比较均匀且密集的实体瘤等
无回声 anechoic	漆黑	无反射	液体、显著的纤维化、内部性状比较均匀且肿瘤细胞非常密集增生的实体瘤等

2. 回声模式

　　按病变内部结构可分为囊肿模式和充盈模式。呈囊肿模式的病变主要是液体潴留病变(囊肿、淋巴管瘤等),回声等级为无回声。充盈模式主要是存在肿瘤组织等反射源的病变(癌、消化道间叶性肿瘤等),低~高回声。并且,囊肿模式和充盈模式两者兼有的分类为混合模式(**图22**),迷走胰腺及消化道间叶性肿瘤内发生液体性坏死等的情况就是混合模式[16, 17]。

3. 边界

　　病变和非病变部分的边界(邻接面)有清晰和不清晰两种情况[11, 18]。清晰的模式多见于结节状发育的肿瘤,由于肿瘤行进部位邻接清晰的超声特性不同的组织,在此处发生充分的反射(**图15**)。因此,能够清晰描绘出边界,容易诊断浸润深度和范围。另一方面,不清晰的模式见于肿瘤行进部位的伴有

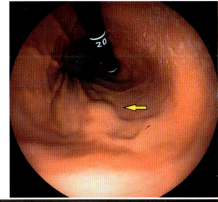

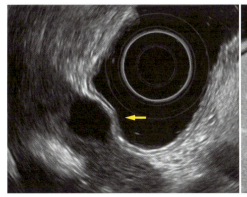
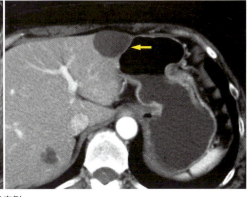

	a
b	c

图17 肝囊肿(无回声肿瘤)的胃壁挤压病例。

a 内镜图像。胃体中部前壁内可见直径1.5cm表面平滑、突出平缓的隆起性病变(黄色箭头)。

b EUS图像。肝脏内可见无回声肿瘤(肝囊肿)导致的胃壁挤压(黄色箭头)。

c CT图像。可见肝囊肿导致的胃壁挤压(黄色箭头)。

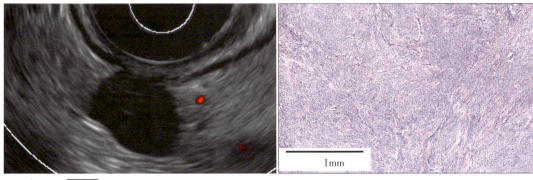

a	b

图18 胃 GIST 病例(无回声肿瘤)。

a EUS图像。与胃壁第4层连接,可见壁外发育的直径1.8cm的无回声肿瘤。

b 病理组织图像。纺锤形肿瘤细胞增生,密度非常大,分布·排列均匀。

较少肿瘤细胞纤维化同时浸润凌乱的病变,由于肿瘤行进部位无清晰的超声特性变化,在此处不会发生充分的反射(**图23**)。因此,边界不清晰难以诊断浸润深度和范围。

结语

本文解释了正确评价EUS图像所必要的超声学基础。希望对各位的EUS技能提高有所帮助。

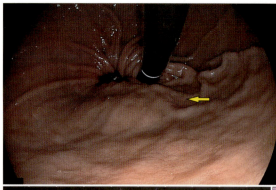

图19 胃GIST病例（等回声肿瘤）。

a 内镜图像。胃体中部小弯可见直径3cm、表面平滑、突出平缓的隆起性病变（黄色箭头）。

b EUS图像。与胃壁第4层连接，可见壁外发育的直径4.8cm的无回声肿瘤。

c 病理组织图像。可见纺锤形肿瘤细胞增生区、纤维化区及坏死区分布·排列均匀。

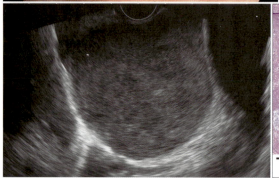

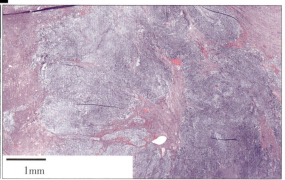

1mm

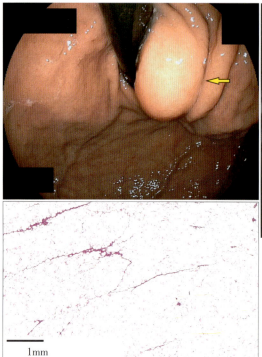

1mm

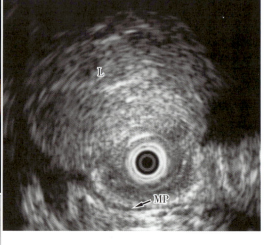

图20 胃脂肪瘤病例（高回声肿瘤）。

a 内镜图像。胃贲门部前壁可见直径2cm、表面平滑、突出平缓的隆起性病变（黄色箭头）。

b EUS图像。胃壁第3层内可见直径2cm的高回声肿瘤（L）。MP：黏膜下层。

c 病理组织图像。脂肪细胞增生密度高，分布·排列也比较均匀。

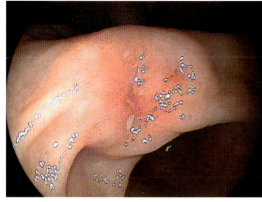
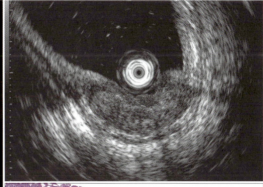
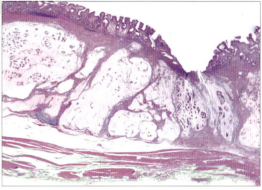

<table>
<tr><td>a</td><td>b</td></tr>
<tr><td></td><td>c</td></tr>
</table>

图21 胃黏液癌病例（等回声肿瘤）。

a 内镜图像。胃角部小弯可见直径2cm的0-Ⅱa+Ⅱc型病变。

b EUS图像。可见第1层不清晰，经过第2层~第3层深层存在的，内部不均匀，回声强度有些上升的等回声实体瘤。

c 病理组织图像。肿瘤形成丰富黏液结节，密度及分布·排列无规则。诊断为SM2的黏液癌。

〔引用修改自：赤星和也等. 内镜读片方法，早期胃黏液癌. 临消内科 23:911-915, 2008〕

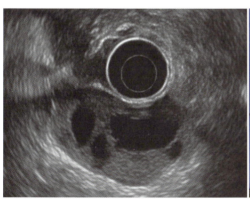
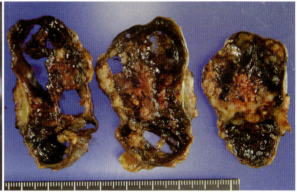

<table>
<tr><td>a</td><td>b</td></tr>
</table>

图22 胃GIST病例（混合模式的肿瘤）。

a EUS图像。可见与胃壁第4层有连续性，向壁内外发育的直径7cm的低回声肿瘤。内部可见数处无回声区域。

b 病理肉眼切割图像。病灶内可见几处液体性坏死造成的组织脱落。

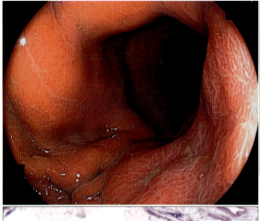

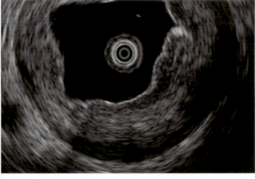

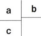

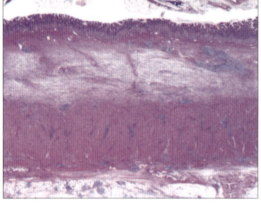

图23 4型胃癌病例（边界不清晰肿瘤）。

a 内镜图像。可见胃体部大弯伸展不良、褶皱肿大、褶皱之间扩展不良。

b EUS图像。胃壁显著增厚，第2层~第4层的结构虽有些不清晰但仍存在。未见清晰的低回声区（肿瘤）。

c 外科手术切除标本高倍放大图像。保留着层结构，胃壁显著增厚。最终病理诊断是pType 4、por2、pT4a（SE）、sci、INFc、Ly0、V0。

参考文献

[1] 田尻久雄, 丹羽宽文. 内镜观察法的分类和定义. Gastroenterol Endosc 51:1677–1685, 2009

[2] 管和雄. 音响的基础. 管和雄. 浅显易懂的声学基础和腹部回声实用技巧. 医疗科学社, pp 8–27, 2015

[3] 若杉聪. 基础总论. 若杉聪. 腹部回声诊断111步骤. 中外医学社, pp 1–49, 2014

[4] 赤星和也, 大屋正文, 古贺聪等. 上部消化道超声内镜诊断. 消内镜 29:404–410, 2017

[5] Akahoshi K. Instrumentation. In Akahoshi K, Bapaye A（eds）. Practical Handbook of Endoscopic Ultrasonography. Springer, Tokyo, pp 3–12, 2012

[6] 竹原靖明. 超声的原理和读片基础知识. 竹原靖明. 腹部回声ABC. 日医师会志 97:1–22, 1987

[7] 三竹正弘. 超声基础知识. 中泽三郎. 消化系统超声内镜手册. 医学书院, pp 1–7, 1997

[8] 久直史. I读片基本. 久直史. 腹部超声诊断. 秀润社, pp 2–18, 1994

[9] Akahoshi K. Ultrasound catheter probe（UCP）. In Akahoshi K, Bapaye A（eds）. Practical Handbook of Endoscopic Ultrasonography. Springer, Tokyo, pp 13–29, 2012

[10] Aibe T, Fuji T, Okita K, et al. A fundamental study of normal layer structure of the gastrointestinal wall visualized by endoscopic ultrasonography. Scand J Gastroenterol 21:6–15, 1986

[11] 赤星和也, 柳井秀雄, 丹羽康正. 胃·十二指肠——超声内镜. 日本消化系统内镜学会卒后教育委员会[编]. 消化系统内镜运筹帷幄, 修订第2版. 日本医学中心, pp 263–273, 2017

[12] 木田光广, 宫泽志朗, 池田弘子等. 十二指肠疾病的EUS鉴别诊断. 消内镜 21:1530–1536, 2009

[13] 赤星和也, 大屋正文, 本村廉明等. 胃黏膜下肿瘤及胃黏膜下肿瘤样病变的EUS-FNA. 消内镜 23:1347–1357, 2011

[14] 赤星和也, 本村廉明, 久保川贤等. 超声内镜[I]消化道疾病的超声内镜检查. 临消内科 26:1279–1286, 2011

[15] 赤星和也, 大屋正文, 松井谦明等. 内镜的读片方法：早期胃黏液癌. 临消内科 23:911–915, 2008

[16] 管和雄. 影像的基础和伪影. 管和雄. 浅显易懂的声学基础和腹部回声实用技能. 医疗科学社, pp 80–92, 2015

[17] 宫原良二, 丹羽康正, 长屋隆等. 胃黏膜下肿瘤的EUS影像诊断. 消内镜 21:1702–1715, 2009

[18] 中村常哉, 中泽三郎, 芳野纯治. 胃癌浸润深度的超声内镜诊断研究. 日消志 83:625–634, 1986

Summary

Imaging Mechanisms of Endoscopic Ultrasonography of Gastrointestinal Lesions

Kazuya Akahoshi[1], Masaru Kubokawa, Masafumi Oya[2], Toshiaki Mori[3]

Imaging mechanisms of EUS（endoscopic ultrasonography）of gastrointestinal lesions are outlined using the ultrasonography theory.

Ultrasonic waves are generated electrically for a short time period using a probe then emitted into the body and return via various types of reflection phenomena, including reflection, scattering, and refraction, at several boundary surfaces of the body. EUS images were created by receiving the returning ultrasonic waves and converting them back to electric signals. Consequently, EUS images contain many artifacts caused by reflection phenomena. To improve the diagnostic accuracy of EUS in the day–to–day clinical setting, it is important to interpret the EUS images correctly to reflect the types of ultrasonic wave phenomena present in the gastrointestinal wall.

[1] Department of Gastroenterology, Aso Iizuka Hospital, Iizuka, Japan

[2] Department of Pathology, Aso Iizuka Hospital, Iizuka, Japan

[3] Division of Central Laboratory, Aso Iizuka Hospital, Iizuka, Japan

编后语

清水 诚治 大阪铁道病院消化器内科

此次的项目重新审视了我们日常实施的影像诊断的核心部分, 这在此前是从未有过的事情。以什么为突破口来攻克图像的形成过程, 根据采用观察方式的不同而存在差别。切除标本的肉眼表现是通过人眼的直接观察的, 病变的所见与组织学上的对应关系成为关键点。通常内镜也与肉眼观察几乎相同, 是人体内的观察, 因此受血流影响的色调很重要。另一方面, 在采用X线、超声波、图像增强的观察方式, 存在原理与通常视觉的形成不同的可视化程序。

在X线检查, 是将透过路径对X线的吸收量差别反映到平面, 而在超声波检查, 是通过捕捉反射回来的超声波构建反映了传播路径的性质及距离的断层图像。图像增强是通过人为使色调失去平衡提取出需要强调的结构。宏观的观察法不能避免某一形状与原因的对应关系出现分离, 但宏观观察中通过精确定位可以与组织图像进行对比, 将原因和所见对应起来。

在宏观成像中负责隆起的八尾(隆史)推测了消化管壁的哪个部位有什么成分增加, 阐述了解读方式和变化的重要性。负责凹陷的海崎阐述了凹陷比隆起更容易反映形成过程, 及捕捉凹陷表面、边界、边缘黏膜的所见的重要性。这些宏观图像知识可直接适用于内镜及X线诊断。

在X线领域负责上部消化道的长浜(隆司)等用示意图表示了弹性图、蓄积图、切线图3个要素的形成过程, 并引用X线鼎盛时期的文献解释了能看见侧面变形的机理。负责下部消化管的齐藤等也强调了了解3要素的重要性, 基于实际上各种疾病的丰富的图像所揭示的信息直追图像的形成机制。

在常规内镜领域中负责食道的平泽等, 对内镜图像的基本要素色调、凹凸、黏膜性状的形成过程尝试从光学角度进行了解释。负责胃的长浜(孝)等, 将以往X线比较善长的伸展不良所见引入到内镜诊断的同时, 从判断有无梯形上升所见论述了如何鉴别可见伸展不良所见的SM深部浸润癌和达到SM浅层的瘢痕合并癌。负责小肠和大肠的清水等, 也用示意图解释了病变的各种色调的成因, 并解释了从丰富多彩的所见中选取的黏膜下肿瘤和鹅卵石样表现的形成机制。

在放大内镜领域负责食道的有马等分析了血管表现受炎症及癌影响发生什么改变, 谈到了血管排列没有受到影响的Type B2的所见是真正浸润的信号的可能性。负责胃的八尾(建史)解释了用NBI描绘腺窝边缘上皮、微小血管的原理, 同时揭示了白色不透明物质是通过入射光线因聚集在肿瘤表层的脂肪滴发生反射和多重散射而形成影像。负责大肠的工藤等在分析了在色素放大内镜图像中, 尤其是结晶紫染色法发生染色不良的原因的基础上, 阐述了评价周围有无不整齐pit、有无连续性对鉴别有用。

负责超声内镜的赤星等解释了构成超声波图像的原理, 同时也谈到了因超声波的反射、衰减、屈折、散射、干涉而发生的伪影。

一般在日常上是把原理放进黑盒子里, 用固定模式将原因(病变)和结果(图像)对应起来的, 但确信通过阐明原理可以培养诊断方面的运用能力。如果能够从不同角度解读执笔团队费尽心思得来的成果那是幸运的事情。

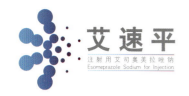

艾速平
注射用艾司奥美拉唑钠
Esomeprazole Sodium for Injection

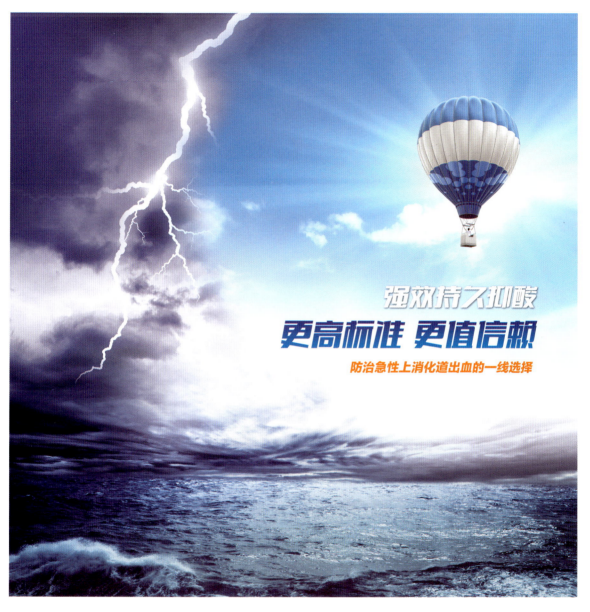

强效持久抑酸
更高标准 更值信赖
防治急性上消化道出血的一线选择

艾速平简要处方资料

【成　　分】　本品主要成分为艾司奥美拉唑钠。辅料为依地酸二钠、氢氧化钠。

【规　　格】　1.20mg（按$C_{17}H_{19}N_3O_3S$计）；2.40mg（按$C_{17}H_{19}N_3O_3S$计）。

【适 应 证】　1.作为当口服疗法不适用时，胃食管反流病的替代疗法。
　　　　　　　2.用于口服疗法不适用的急性胃或十二指肠溃疡出血的低危患者（胃镜下Forrest分级IIc-III）。

【用法用量】　1.对于不能口服用药的胃食管反流病患者，推荐每日1次静脉注射或静脉滴注本品20～40mg。反流性食管炎患者应使用40mg，每日1次；对于反流疾病的症状治疗应使用20mg，每日1次。本品通常应短期用药（不超过7天），一旦可能，就应转为口服治疗。
　　　　　　　2.对于不能口服用药的Forrest分级IIc-III的急性胃或十二指肠溃疡出血患者，推荐静脉滴注本品40mg，每12小时1次，用药5天。

【包　　装】　中性硼硅玻璃管制注射剂瓶。1支/盒，10支/盒。

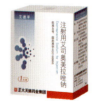

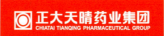

正大天晴药业集团
CHIATAI TIANQING PHARMACEUTICAL GROUP

@ HTTP://WWW.CTTQ.COM　健康咨询热线：800 828 5598